組み合わせ自由な 新レシピ付き

肝臓病の治療と食事療法

栗原クリニック東京・日本橋院長／慶應義塾大学教授
監修 **栗原 毅**

栄養士
成田和子

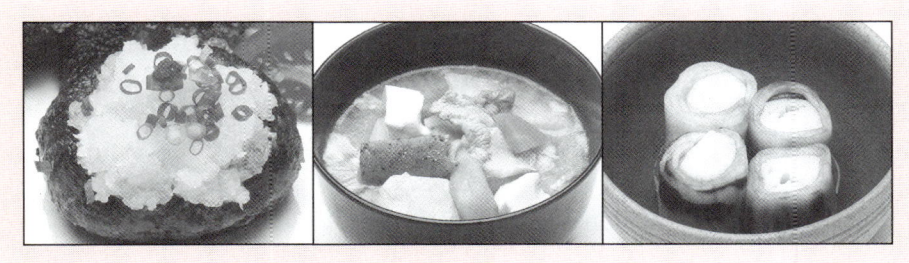

●日東書院●

はじめに

いま、日本では驚くほど多くの人が慢性肝炎などの肝臓の病気にかかっています。感染症としての肝臓病であるC型肝炎やB型肝炎は、自分が感染していることに気づいていない患者さんを含めれば、その総数は約３００万人以上と推定されます。

またアルコール性肝炎や脂肪肝は生活習慣病といえます。とくに脂肪肝は、この10年ほどの間に急増し、なんと4人にひとりがこの病気にかかっている時代になったのです。血液検査の数値ではほとんど異常がなく自覚症状もない病気ですが、脂肪肝に酸化ストレスが継続的に加わると、肝臓に線維化が生じて肝硬変から肝がんに進展するので軽視できません。

一方で肝臓病治療の研究も目覚しい進歩が見られ、正しい治療とライフスタイルの工夫によって完治あるいは進行をストップさせることができるようになりました。肝炎イコール肝臓がん、という時代は終わったのです。

ところが現実には、新しい情報と古い情報がごちゃまぜになり、せっかくの治療効果が患者さんに理解されていないケースが多いのです。その典型的なものが、慢性肝炎の安静度や食生活の注意点です。昔は「肝炎の患者さんは食後に横になりなさい」「肝臓にはしじみやレバーがよい」などといわれました。新しい肝臓病治療では、これらの常識はまったく通用しません。ちょっとした心配りさえすれば慢性肝炎、たとえ肝硬変であってもごく普通の生活を楽しみながら送ることができるのです。

私は27年もの間、肝臓専門医として多くの患者さんとおつきあいさせていただきました。その経験を生かし、肝臓病に対して過剰な不安を抱きながら毎日を過ごしている方や、間違った

はじめに

常識を鵜呑みにしてかえって症状を悪化させている方、またそれらの患者さんの食事を作るご家族のために、肝臓病とのつきあい方をわかりやすく解説する本を作りたいと思ったのです。

肝臓病との正しいつきあい方のコツは次の4つです。

・肝臓病の治療というものはひとりひとりの症状やライフスタイルに合わせたオーダーメイド療法であることを理解する。

・ウイルス性肝炎の場合は病気の自然経過（急性肝炎→慢性肝炎→肝硬変へと進む時間の経過）が解明されているので、自分がどのステージにいるかを知っておくこと。

・治療の目的（ウイルスを退治するのか、がん化するのを予防するのかなど）を正しく理解して臨むこと。

そして、

・普段は自分が肝臓病であることを忘れて、いつも通り暮らすこと。

最後の1つは「たいていのことはいつも通りで構わない」という意味もありますが、病気でクヨクヨ悩むことによる酸化ストレスの害—活性酸素の大量発生—を防ぐという目的が大きいのです。

肝臓病とつきあうことは、生活習慣病の予防と、高齢化時代の長い人生を過ごすための抗加齢対策だと考えて、周囲の人々のお手本となるような生活をお送りください。

栗原　毅

CONTENTS 肝臓病の治療と食事療法 ◆目次

はじめに ●2

PART 1 肝臓の働きと肝臓病の種類 ●15

第1話 肝臓のしくみと働き
[病気を知るために理解しておきたい沈黙の臓器のしくみ]

- 肝臓のしくみと働き① 肝臓は黙々と働く生体の化学工場 ●16
- 右上腹部全体に広がる体内最大の臓器の形態 16
- 3000億個の肝細胞と複雑な血液の流れが肝機能のかなめ 18

第2話 肝臓のしくみと働き②
[廃棄したりリサイクルしたりしてからだに必要なものを用意する] ●19

- 肝臓の3大作用は代謝、解毒、生体防御 19
- 活動のエネルギー源であるブドウ糖の加工処理 ●19
- アミノ酸をからだが必要とするたんぱく質に再加工する ●20
- 脂質からコレステロールや中性脂肪を合成する 20

4

CONTENTS

ビタミンやミネラルを活性化する ●21
化学工場ならではの「解毒作用」 ●22
不要なものを処理する「排泄作用」 ●22
細菌や異物を処理する「生体防御反応」 ●23
胆汁を分泌して、消化吸収を助ける ●23
腸肝循環でからだに必要なものをリサイクル ●24

第3話 肝臓病の種類
[さまざまなウイルスや生活習慣……戦う前に原因を見きわめる] ●25

ウイルスの感染と生活習慣で起こるものの2種類 ●26
ウイルス性肝炎には、急性と慢性がある ●26
生活習慣が生みだす脂肪肝、アルコール性肝障害 ●28

PART 2 ウイルス性の肝臓病のいろいろ ●31

第1話 A型肝炎
[抗体を持っている人が減っているので集団発生に注意しよう] ●35

感染経路は飲食物など。海外旅行先によっては要注意 ●34
症状と経過―風邪と似た症状から黄疸が出る ●34
診断と治療―安静と栄養補給が治療の基本 ●35
予防はワクチン接種や手洗いで ●36

第2話 B型肝炎［比較的症状は穏やかだが病状が急激に悪化することも］●38

- 感染経路は血液や体液から ●38
- 病気の進行と感染者の自然経過 ●40
- 自覚症状が現れにくいB型慢性肝炎 ●41
- 検査と診断―集団検診で発見されることも多い ●42
- 治療は、薬物療法で鎮静化をはかる ●43
- 罹患したときの日常生活での注意点 ●43

第3話 C型肝炎［血液によって感染し、ひそかに慢性化。肝臓がんの原因の8割を占める］●44

- 感染に気づかないのがC型肝炎の怖さ ●44
- かつての感染経路トップは輸血。日常生活ではまず感染しない ●45
- 急性から慢性の移行は早いが肝臓がんまでは遅く進行 ●47
- 検査と診断―検査の基本は血液検査 ●48
- 治療の鍵を握るインターフェロン治療 ●50
- インターフェロン治療はできる人とできない人がいる ●52
- インターフェロン治療ができない場合の対症療法 ●53

第4話 劇症肝炎［急激に破壊される肝細胞。集中的な治療で再生を促す］●55

- 急性肝炎のうちでも命に関わるもの ●55

CONTENTS

PART 3 生活習慣からくる肝臓病と肝臓がん ●59

主に肝炎ウイルスが原因、急性型と亜急性型がある ●55

肝機能低下の一般的な症状から意識障害へ ●56

血液検査、画像検査で診断、全身をモニターしながら治療 ●57

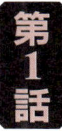 第1話 脂肪肝

[典型的な生活習慣病。重大な病気の前段階と考えよう] ●60

肝細胞に脂肪が溜まった状態で、放置すると肝硬変に進行することも ●60

アルコールや脂肪よりも、糖分の過剰摂取が最大原因 ●60

肥満や糖尿病が原因の脂肪肝と、最近話題のNASH ●62

検査と診断ー血液検査と腹部超音波検査 ●63

症状と病気の経過-ほとんど自覚症状はない ●63

治療は生活改善が大前提となる ●64

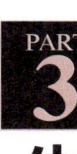 第2話 アルコール性肝障害

[飲酒量の増加とともにじわり増える傾向にある] ●66

女性は男性より短期間かつ少量の飲酒で罹患する ●66

原因は、大量の飲酒によるアルコールとアセトアルデヒドの毒性 ●67

飲酒を続ければ脂肪肝から肝硬変に進む ●67

血液検査や腹部超音波検査などで診断 ●68

治療は飲酒をやめることが第一、抗酒薬を使うことも●69

第3話　肝硬変
[病気の進行を抑えて肝臓がんへの道を閉ざす]●71

ウイルス性慢性肝炎から起こることが多い●71

肝機能の状態によって代償性と非代償性に分けられる●72

初期は無症状、進行すると特有の症状が出る●73

肝機能のチェックとがんの早期発見のための諸検査●75

治療は肝機能の程度に応じて生活療法や入院療法を行う●76

食道・胃静脈瘤―行き場を失った血液が静脈瘤をつくる●77

肝性脳症―アンモニアが脳中枢神経を傷害する●79

たんぱく質を控える食事療法と薬でアンモニアを減らす●79

第4話　肝臓がん
[慢性肝炎の早期かつ適切な治療でがんの発生は予防できる]●80

肝臓がんの9割を肝細胞がんが占める●80

主にウイルス性慢性肝炎から発生する●81

肝臓がん特有の症状はない●81

腫瘍マーカーなどの血液検査や画像検査で診断●82

がんの進行度と肝機能の状態から治療方針を決める●82

CONTENTS

PART 4 肝臓病と上手につきあう生活法 ●87

第1話 慢性肝炎の場合の日常生活新常識
［肝炎だから安静にするという生活は過去の間違った常識］●88

肝臓病は安静が第一とは限らない ●88

活性酸素を大量に発生させないライフスタイルを ●90

ストレスに負けない生き方を考える ●91

第2話 仕事・睡眠
［生体リズムを守りながら仕事や家事をこなしていこう］●93

仕事は肝臓の状態に合わせて残業や出張を加減する ●93

睡眠は7時間がベスト、短くても質のよい眠りを ●94

第3話 運動・旅行
［好きなことに熱中できるリラクゼーションタイムを持とう］●96

GPT100以下ならどんな運動でもできる ●96

気分転換のための旅行の勧めと旅行時の心がまえ ●98

第4話 タバコ・アルコール・薬…
［自己コントロールをしながらも生活を楽しむ余裕は持ちたいもの］●99

タバコは自分のためにも周囲の人のためにもできれば禁煙 ●99

アルコールは適量を守るのが肝臓にやさしい ●100

PART 5 おいしく食べられるメニュー●103

薬は肝臓には毒、余計なものは飲まない●101

性交渉や日常生活での感染の不安●101

◆1日のモデルメニュー●104

◆主菜・副菜・もう一品のメニュー●106

イカの五目炒め／さといもの青のり和え／焼きしいたけのおろし和え●106

豚ヒレ肉のヨーグルトソース／ポテトサラダ／ミネストローネ●108

タラのホイル焼き／五目豆／ねぎの焼きびたし●110

ササミのくずたたき／ささがきごぼうの炒め煮／ピーマンとしいたけの焼きびたし●112

ワカサギのマリネ／かぶのそぼろ煮／かき玉汁●114

サバの幽庵焼き／筑前煮／玉ねぎのおかか和え●116

タラのマスタードソティー／ほうれん草ののり和え／茶碗蒸し●118

サケのマヨネーズ焼き／マカロニサラダ／野菜の薄くず汁●120

野菜の五目炒め／豆腐とカニの薄くず汁／赤ピーマンのバター煮●122

鶏肉のクリーム煮／ごぼうのサラダ／しらたきの真砂和え●124

和風ハンバーグ／キャベツとリンゴのサラダ／たたききゅうり●126

ササミのチーズロール揚げ／おかひじきのおひたし／みぞれ汁●128

CONTENTS

ねぎオムレツ／なすのトマト煮／キャベツの浅漬け ●130
鶏肉の照り焼き／かぼちゃのバター煮／なすの辛子漬け
しいたけの肉詰め／ピーマンとジャコの炒め煮／菜果なます ●132
カレイの揚げ煮／大根とカニかまの和えもの／ふきの土佐煮
豚ヒレ肉のソティー大根ソース／切干大根の煮物／アスパラの焼きびたし ●134
牛肉のコロコロステーキ／キャベツのプレゼレモン風味／にんじんとレーズンのサラダ ●136
肉団子となすの炒めあん／セロリのピリ辛和え／紅白なます ●138
サバのみそ煮／チンゲン菜としめじの煮びたし／長いもとオクラのたたき和え ●140
豚肉のクワ焼き／高野豆腐の炊き合わせ／かぶの梅肉和え ●142
うまき卵／豆腐の五目あんかけ／春菊のナムル ●144
鶏肉とさといもの煮物／なすといんげんのごま和え／オクラのおかか和え ●146
なすとなすの揚げ煮／春雨の酢の物／なめこおろし ●148
大豆とチキンのトマトシチュー／ポテトのごま酢サラダ／きぬた巻き ●150
なすとエビのはさみ揚げ／切り昆布の炒め煮／野菜のカレースープ ●152
生揚げと豚肉のみそ炒め／甘酢和え／若竹汁 ●154
キンキの煮つけ／豚汁／かぶときゅうりの切り漬け ●156
豚肉のえのき巻き／じゃがいものミルク煮／紫キャベツのサラダ ●158
ロールキャベツ／きのことにんじんの炒め煮／かぶの一夜漬け ●160

●162
●164

◆◆ 間食メニュー ●166

コーヒーゼリー／ベークドアップル／くず餅／白玉のずんだ和え／さつまいもとレーズンの茶巾／和風クッキー ●166

プルーン入りカスタード／フルーツ寄せ寒天／あずきのくずういろう ●168

PART 6 肝臓病の人の食生活 ●169

第1話 肝臓病の食事療法
[肝臓病食の基本は栄養バランスのとれた食事] ●170

- 高カロリー、高たんぱく食は過去の常識
- 肝臓疾患別の食事療法のポイント ●170
- 標準体重を知り、適正なエネルギーを摂る ●172

第2話 C型肝炎の鉄制限食①
[過剰に蓄積された鉄分が肝炎を進行させる] ●173

- なぜ鉄制限食が必要なのか ●175
- 鉄の摂取量は1日5～7ミリグラムを目標にする ●175
- 鉄の吸収を妨げる物質を積極的に摂取しよう ●176

第3話 C型肝炎の鉄制限食②
[鉄制限食での食材選びのポイント] ●178

- 〈主食について〉白米のご飯を中心に ●180

CONTENTS

第4話 抗酸化食品を積極的に摂る

〈主菜類について〉白身魚や脂分の少ない肉でたんぱく質を摂取 …180

〈副菜について〉淡色野菜、キノコ類でビタミン、繊維を摂る …181

生命活動に不可欠な酸化の過程で活性酸素は生まれる …182

[炎症を悪化させる活性酸素の働きを抑えよう] …182

鉄の少ない抗酸化食品を摂る …183

第5話 肝臓を守る食生活のポイント

[朝・昼・夕食をバランスよく規則正しく摂ろう] …184

主食・主菜・副菜でバランスをとる …184

朝・昼・夕の3食を規則正しく摂る …185

野菜をたっぷり食べよう …187

塩分は1日に8グラム以内が理想 …188

ゆっくり嚙んで、食事を楽しむ …190

肝臓に負担をかける便秘を予防する …191

第6話 カロリーと栄養素を賢く管理

[バランスのとれた食事をするために4群点数法を利用する] …192

強い意志をもって、食べ過ぎないこと …192

4つの食品群の分類とその特徴 …193

13

第7話 栄養素の働きとその必要量
[栄養素の働きを知って過不足なく食事で摂ろう] ●199

- エネルギー源になる炭水化物 ●199
- 身体を作るもとはたんぱく質 ●200
- 脂質も大事な物質 ●202
- 身体の調子を整えるビタミン ●203
- ミネラルについても忘れずに ●204
- 食物繊維で腸をきれいにしよう ●205

第8話 外食の摂り方
[外食は1日1回を限度と考えよう] ●206

- 外食のメニューを選ぶポイントは? ●206
- 外食も主食、主菜、副菜を基本に選ぶ ●206
- 夏1日のモデルメニュー・104ページの作り方 ●208
- 冬1日のモデルメニュー・105ページの作り方 ●210

本文デザイン●つくだ企画制作室／本文イラスト●まつざわりえ

PART 1

肝臓の働きと
肝臓病の種類

肝臓のしくみと働き①

第1話 病気を知るために理解しておきたい沈黙の臓器のしくみ

肝臓病を防いだり、ウイルス感染によって起きた肝炎の早期発見にも役立ちます。

肝臓は黙々と働く生体の化学工場

肝臓病を克服あるいは予防するには、まず肝臓のしくみとその働きを知ることが必要と思われます。肝臓は**生体の化学工場**とよばれるように、じつに多彩な働きをしています。そして、胃や腸のように、ちょっと食べすぎたり飲みすぎたりした程度ですぐにSOSを出す臓器ではないために、病気を発見しにくいという難点があります。

肝臓のしくみや働きを正しく理解することは、寡黙な肝臓がオーバーワークに陥って発症する

右上腹部全体に広がる体内最大の臓器の形態

「肝心かなめ」という言葉が示すように、肝臓は心臓とならんで生命維持に不可欠な臓器です。心臓が握りこぶし大なのに比べて、肝臓は横隔膜のすぐ下あたりの右上腹部全体に広がる、体内最大の臓器です。その重さも体重の約50分の1ほどあります。化学工場とよばれるにふさわしい働きをこなすには、それなりの広い体積も必要だと考えればいいでしょう。

16

肝臓と肝小葉の構造

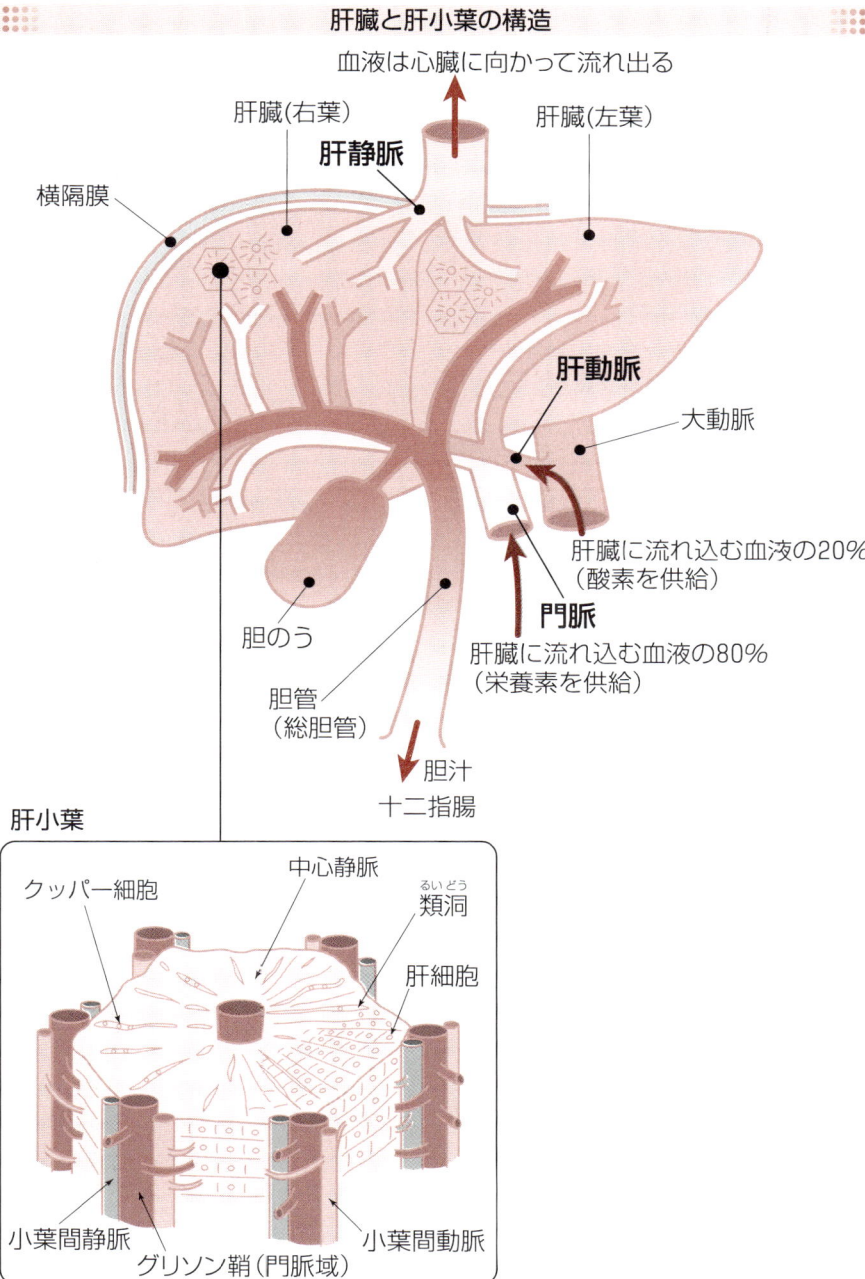

3000億個の肝細胞と複雑な血液の流れが肝機能のかなめ

肝臓には、毎分約1000〜1800mlの血液が流れ込んでいます。その血液中の約80％は、門脈という静脈から入り肝臓に栄養素を運びこみます。残りの20％は、肝動脈から入り、酸素を供給して肝臓の働きを支えます。

そして肝臓に入った血液のすべては、肝静脈によって心臓に運ばれるというのが肝臓における血液の流れです。

肝臓を形成している組織の約80％は肝細胞で、その数は3000億個以上にのぼります。この肝細胞は、50万個ずつ集まって、肝小葉とよばれる六角形の単位体を作っています。

肝小葉の外側では、グリソン鞘の中を肝動脈と門脈から枝分かれした細い血管が通っていま

さらに、肝臓は、左右2つの部分に分かれていますが、右葉のほうが大きく全体の70％を占めています。

す。ここから肝細胞に血液が流れ込み、肝細胞の間の類洞（るいどう）を通過して肝小葉の中央の中心静脈に集められます。

栄養素や有害物質を含む血液は、類洞に沿って並ぶ肝細胞に取り込まれて処理された後、類洞に戻り、さらに中心静脈から肝静脈を通って心臓に送られるのです。

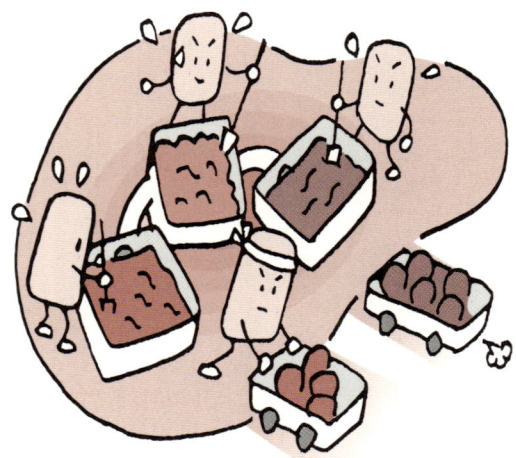

毎分約1000〜1800mlもの血液が肝臓に流れ込み、さまざまな働きをした後、心臓へ送られる

PART1　肝臓の働きと肝臓病の種類

第2話

肝臓のしくみと働き②
廃棄したりリサイクルしたりしてからだに必要なものを用意する

■ 肝臓の3大作用は
代謝、解毒、生体防御

肝臓の働きを大きくわけると、**代謝、解毒・排泄、生体防御**の3つです。代謝とは、からだの中に入ったさまざまな物質をからだに役立つ形に変えて各臓器に供給したり、肝臓に貯蔵したりする働きです。

代謝されるものは、たんぱく質、糖質、脂質の3大栄養素をはじめ、ビタミン、ミネラルなどの栄養素から、ホルモン、胆汁酸なども含まれます。

胃や腸で消化吸収された栄養素を含んだ血液は、門脈から肝臓に流れ込み、からだに役立つ物質に加工されます。ブドウ糖はグリコーゲンに、アミノ酸はたんぱく質に、脂質はコレステロールや中性脂肪などに作りかえられて、全身に送り出されたり、肝臓に蓄えられたりします。

■ **活動のエネルギー源である
ブドウ糖の加工処理**

私たちが活動するのに必要なエネルギー源になるのは、ご飯、パン、麺類などの穀類やいも類に含まれるでんぷん、果物に含まれる果糖、しょ糖（砂糖）などの炭水化物です。これらのでんぷん質や糖類は、胃腸で消化されてブドウ

19

糖になり小腸で吸収されたあと、門脈から肝臓に運び込まれると、グリコーゲンに作り変えられて肝臓内に貯蔵されます。

血液中のブドウ糖が不足してくると、肝臓は蓄えておいたグリコーゲンをブドウ糖に戻して血液に送り出し、活動のエネルギー補給に役立てます。

このように、肝臓はただ糖質の代謝をするだけでなく、血液中のブドウ糖を一定に保つ役割も担っているのです。

アミノ酸をからだが必要とするたんぱく質に再加工する

たんぱく質は、からだを構成している細胞や血球、免疫物質などの主な原料として欠かせない栄養素です。また、肝細胞で行われる合成や分解の作業に必要な各種の酵素も、たんぱく質が原材料なのです。

魚肉類、卵、大豆などに豊富に含まれているたんぱく質は、消化管で分解されるとアミノ酸になり、小腸から吸収された後、門脈を通って肝臓に入ります。各種の食品に含まれるアミノ酸は20種類ありますが、肝臓は、これらのアミノ酸をさまざまに組み合わせ、からだが必要としているたんぱく質に加工して、全身に供給します。

そして余分なアミノ酸を分解して老廃物として処理するほか、再利用もしますし、ブドウ糖に作りかえてエネルギー源として使ったり、脂肪に加工して蓄えたりします。

脂質からコレステロールや中性脂肪を合成する

脂質は、細胞膜やホルモンを作る材料として使われるほか、エネルギー源としても利用されます。

肉や魚などの動物性脂肪、植物油などの植物性脂肪は、消化管で脂肪酸やグリセリンに分解された後、肝臓に運ばれてコレステロールやトリグリセライド（中性脂肪）、リン脂質などに

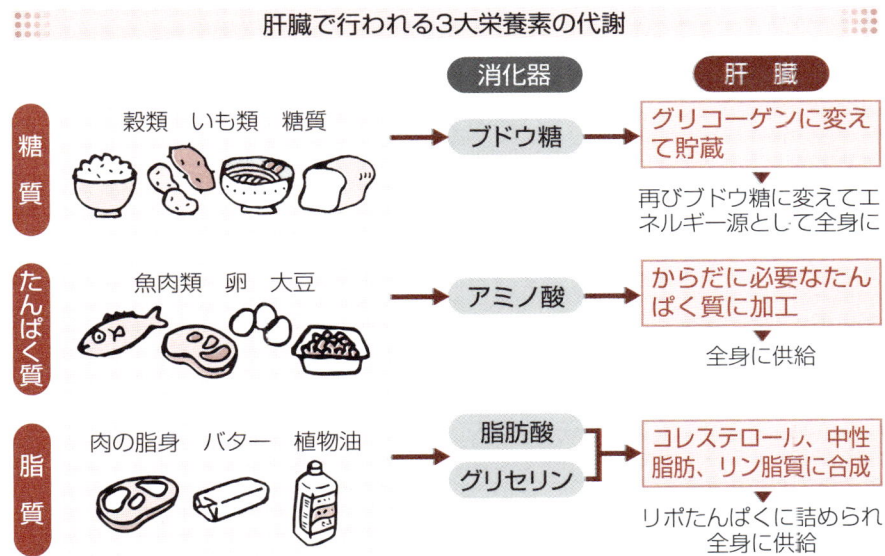

ビタミンやミネラルを活性化する

からだ作りの材料になったり、活動のエネルギー源になる3大栄養素のほかに、からだの微調整に役立つのはビタミンです。また、カルシウム、カリウム、ナトリウム、リン、マグネシウム、鉄、銅、亜鉛などのミネラル類は、骨格を形成したり、筋肉や神経の機能を維持したり、

合成されます。そしてやはり肝臓で作られたりポたんぱくのカプセルに詰められて血液と共に全身に運ばれます。

コレステロールは細胞膜やホルモンを作る材料として、トリグリセライドはエネルギー源として、リン脂質は細胞膜の構成材料として使われます。

全身をめぐって利用されなかった脂質は、肝臓に戻ってから分解され、リサイクルされますが、一部のものは胆汁といっしょに排泄されます。

化学工場ならではの「解毒作用」

肝臓が解毒作用をしてくれなければ、私たちは健康を維持することはできません。

肝臓が行っている解毒作用とは、からだにとって有害なものを代謝、分解して無害なものにする働きです。

私たちが日常食べている飲食物には、食品添加物、農薬などの有害物質が含まれていることが時に問題になります。また、アルコールはからだにとっては無用なものですし、薬も一種の毒物といえます。このように、無意識のうちに

肝臓の正常な働きを支える酵素の材料になったりします。

食べ物から摂取したビタミンやミネラルは小腸から吸収されて肝臓に運ばれ、そこで活性化されて、からだに役立つ形に作りかえられます。そして、からだが必要とするときに、すぐに使えるような形で肝臓に蓄えられます。

さまざまな有害物質を食べたり飲んだりしているのですが、肝臓はそれらの有害物を分解し、無毒化します。

たとえば、アルコールの場合を例にとると、飲んだアルコールの一部は胃や小腸から吸収されますが、ほとんどは胃や小腸から吸収されて肝臓に運ばれ処理されます。その過程は、肝臓の中のアルコール脱水素酵素（ADH）が働いて、アルコールを毒性の強いアセトアルデヒドと、水素に分解します。アセトアルデヒドはやがてアセトアルデヒド脱水素酵素（ALDH）の作用で、無毒な酢酸と水素に分解されます。

以上はアルコールを分解する場合の処理の仕方ですが、薬の場合には、その種類によって働きかける酵素が違ってきます。このようにさまざまな種類の有害物質に個別に対応して分解、解毒ができるのは、肝臓が、化学工場さながらの機能を備えているからです。

PART1　肝臓の働きと肝臓病の種類

「排泄作用」
不要なものを処理する

からだにとって不要な物は、体外から入ってくるものだけではなく、体内でも作り出されます。たとえば、魚肉類などのたんぱく質食品をたくさん食べたとき、消化吸収されずに余ったたんぱく質は、腸内細菌に分解されるときにア

ンモニアを発生します。アンモニアは、からだにとって有害物質で、脳神経の働きを阻害したりするので、肝臓は二酸化炭素をアンモニアに結び付けて尿素に作り替え、血液に戻した後、腎臓から尿中に排泄します。

しかし肝硬変や肝臓がんなどにかかり、解毒や処理能力がいちじるしく低下すると、肝臓で処理できなかったアンモニアが脳に達してしまい、記憶や認識ができなくなったり、ついには意識レベルが低下することもあります。

また、肝硬変が進行してホルモンの分解排泄ができなくなると、男性の乳房が女性のように大きくなる「女性化乳房」の症状が現れたりします。男性でも微量ながらエストロゲンという女性ホルモンが作られているからです。

アルコール解毒のしくみ

胃や小腸から吸収
↓
アルコール　肝臓内

アルコール脱水素酵素（ADH）→

水素　アセトアルデヒド

アセトアルデヒド脱水素酵素（ALDH）→

水素　酢酸
↓
血液中へ

「生体防御反応」
細菌や異物を処理する

肝臓の中には、肝細胞のほかにクッパー細胞を代表とするいくつかの細胞があり、類洞壁細

胞と呼ばれています。このクッパー細胞は、腸壁から肝臓へまぎれ込んでしまった細菌やウイルスなどの異物を自分の細胞の中に取り込んで消化してしまいます。

肝臓は、からだに有害な細胞や異物を食べて処理する細胞を持っているわけで、化学的な処理での解毒作用とは違った異物の処理機能を持っているのです。

処理する働きもしています。ビリルビンは大便の着色成分です。肝臓病の

胆汁を分泌して、消化吸収を助ける

肝臓はまた、肝細胞の中で胆汁の分泌も行っています。胆汁は一度胆のうに蓄えられて濃縮されます。

脂肪の消化吸収を助ける働きをするほか、ビタミンA、E、D、Kなどの脂溶性ビタミンの吸収をよくする作用もあります。

さらに胆汁は、古くなった赤血球が分解されたときに生じるビリルビン（胆汁色素）を胆汁とともに排泄するなど、からだに不要な成分を

胆汁の分泌と排泄

肝臓

肝細胞
胆汁酸
ビルビリン
コレステロール
リン脂質

← 古くなった赤血球が分解されてできる

↓
胆汁として作られる

→ 胆のう …蓄えられて濃縮
→ 腸　管 …脂肪の消化吸収、ビタミンA・D・E・Kを吸収
↓
便となって排泄

24

PART1 肝臓の働きと肝臓病の種類

コレステロールの循環

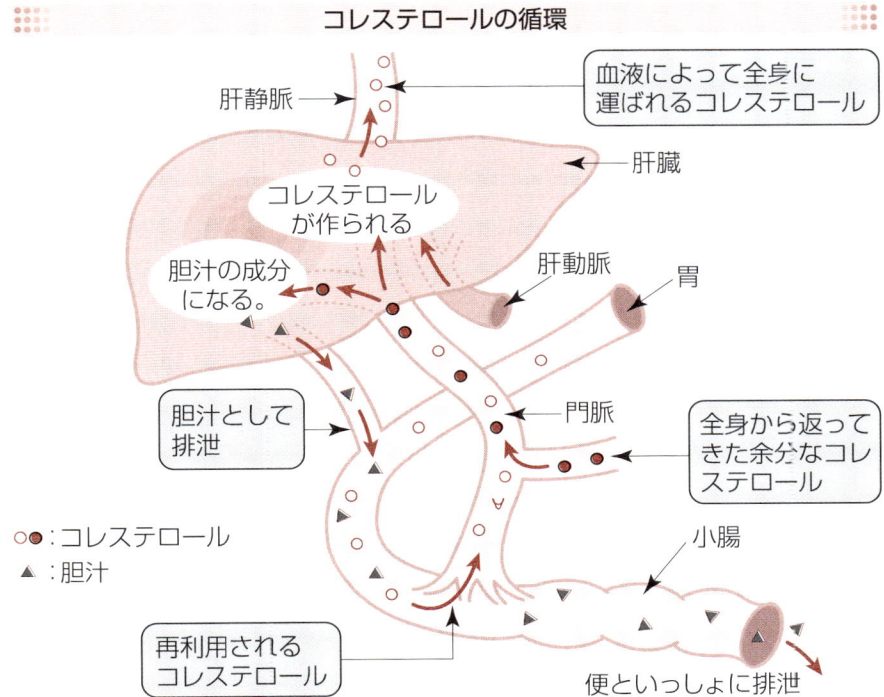

腸肝循環でからだに必要なものをリサイクル

胆汁の成分である胆汁酸はコレステロールで作られますが、余分なコレステロールは胆汁といっしょに排泄されます。

胆管から十二指腸に分泌された胆汁は、脂肪の吸収を助けたあとは便といっしょに排泄されますが、からだに必要なコレステロールなどは腸から吸収されて再利用されます。

ために胆汁を作る能力が低下したり、胆管が詰まったりして胆汁が流れにくくなる病気にかかると、白っぽい便になります。また、胆汁の流れが停滞してビリルビンが血液中にあふれ出し、血液が黄色くなると、黄疸が出て白目や皮膚が黄色くなります。

肝臓病では、尿の色がウーロン茶やコーラのような濃い色になることがありますが、これは血液中にあふれたビリルビンが尿に排泄されたためです。

第3話

肝臓病の種類

さまざまなウイルスや生活習慣…戦う前に原因を見きわめる

ウイルスの感染と生活習慣で起こるものの2種類

　肝臓病は、大きくわけて2種類あります。ひとつは肝炎ウイルスの感染で起こるウイルス性肝炎、もうひとつは生活習慣が関係して発症する脂肪肝やアルコール性肝障害です。

　現在の日本でもっとも多い肝臓病は、ウイルス性肝炎です。ウイルス性肝炎を発症させる肝炎ウイルスには、A型、B型、C型、D型、E型などの種類があります。しかし、現在の日本ではD型とE型の感染はほとんどなく、問題になるのはA型、B型、C型の3つです。

　肝炎ウイルスの感染経路は、経口感染と血液感染の2通りに大別されます。

　経口感染は、以前は伝染性肝炎と呼ばれていたA型（→P34）とE型のウイルスで起こります。これらのウイルス保菌者の便に排泄されたウイルスが、水や飲食物に混入することで感染が広がります。衛生環境がよくなかった時代には、日本でも多くの人がA型肝炎に感染しました。現在ではA型ウイルスに対する抗体を持っている人が減ったため、海外での感染や、海外から輸入された貝類などの生鮮食品による感染が問題になっています。

　血液を介して感染するのは、B型（→P38）、

26

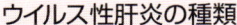

ウイルス性肝炎の種類

	感染形態	感染形態	潜伏期間	発生しやすい時期	劇症肝炎の発症	予防法
A型	急性	経口 (感染者の便で汚染された生食物など)	2～6週間	初冬～春	まれにあり	ワクチン、免疫ブロブリン
B型	急性、慢性 (成人では急性から慢性になることはまれ)	血液 (母子感染・性行為・患者の血液に触れるなど)	1～6か月	不定	あり	ワクチン、免疫ブロブリン(HB-IG)
C型	急性、 (慢性化しやすい) 慢性	血液 (患者の血液に触れる・母子感染など)	2週間～6か月	不定	まれにあり	なし
D型	急性、慢性 (成人では急性から慢性になることはまれ)	B型肝炎ウイルスに併発して発症 (血液・母子感染・患者の血液に触れるなど)	1～6か月	不定	あり	B型を予防すれば感染しない
E型	急性	経口	2～9週間 (平均6週間)	地域により雨期	まれにあり (妊婦に多い)	なし

C型（→P44）、D型で、血清肝炎とも呼ばれます。これらのウイルスは、血液や血液が混じった体液を介して感染します。

B型のウイルスは、キャリアの母親から生まれた赤ちゃんに感染する「母子感染」が問題になった時代がありました。今ではワクチンの接種が普及して感染が予防できるようになり、性交渉による感染が主になっています。

C型のウイルスは、かつては輸血や予防注射の針の使い回しなどによって感染が起きていました。現在は改善されたので、医療行為による感染よりも、覚せい剤の回し打ち、入れ墨、ピアスの穴開けなどによる感染が問題になっています。

ウイルス性肝炎には、急性と慢性がある

ウイルスに感染した肝臓は、これを排除しようと免疫を働かせるため、肝炎が起こります。

（キャリア）の血液中にいて、ウイルス保持者その起こり方によって急性と慢性にわけられます。

急性肝炎

肝炎ウイルスに感染したとき、最初に起こる肝炎ですが、ほとんどは一時的で比較的早く治ります。急性肝炎はどのタイプの肝炎ウイルスでも起こります。とくに症状がはっきり出るのはA型肝炎です。

B型は、大人になってから感染した場合に症状が出る人は30％程度で、知らない間に感染して自然に治る、いわゆる不顕性感染のほうが多いのです。

C型の場合は、急性肝炎の症状はあまり出ないことが多く、そのために本人が感染に気づかないケースもよくあります。

また、急性肝炎は、症状が急激に悪化する「劇症肝炎」に進展することがあります。頻繁に起こるものではありませんが、B型肝炎の感染で起こったり、まれですがA型肝炎から劇症化することもあります。これにかかると、2週

A型肝炎ウイルス感染の進行パターン

```
         感染
      /       \
   約20       約70
   ～30%      ～80%
    ↓          ↓
 不顕性感染   急性肝炎
              |  \
         約0.5%以下  非常に少ない
              ↓       \
           劇症肝炎     \
              |         \
    ↓    ↓    ↓         ↓
       治　　癒         死亡
```

間ほどの間に肝臓の機能が急激に落ちて生命にかかわることが多いものです。

慢性肝炎、肝硬変、肝臓がん

進入したウイルスが肝臓にすみつき、肝炎を起こしている状態が6か月以上続いた場合、慢性肝炎が疑われます。慢性肝炎に移行するのは、B型とC型で、A型肝炎が慢性化することはほとんどありません。

B型で慢性化しやすいのは、母子感染でウイルスのキャリアになった場合です。そのようなキャリアのうち、約10～15%の人が慢性化するといわれます。

C型の場合は、急性肝炎にかかった人の約70～80%が慢性肝炎に移行します。

慢性肝炎はそれ自体で命に別状をきたすものではありません。しかし、慢性肝炎の状態が続いていると、肝硬変や肝臓がんに進行することがあります。

B型の慢性肝炎の場合は、約10%が肝硬変に進み、さらにその中から年率で1～2%の人が肝臓がんにかかっています。

C型の慢性肝炎の場合は、40～50%が肝硬変

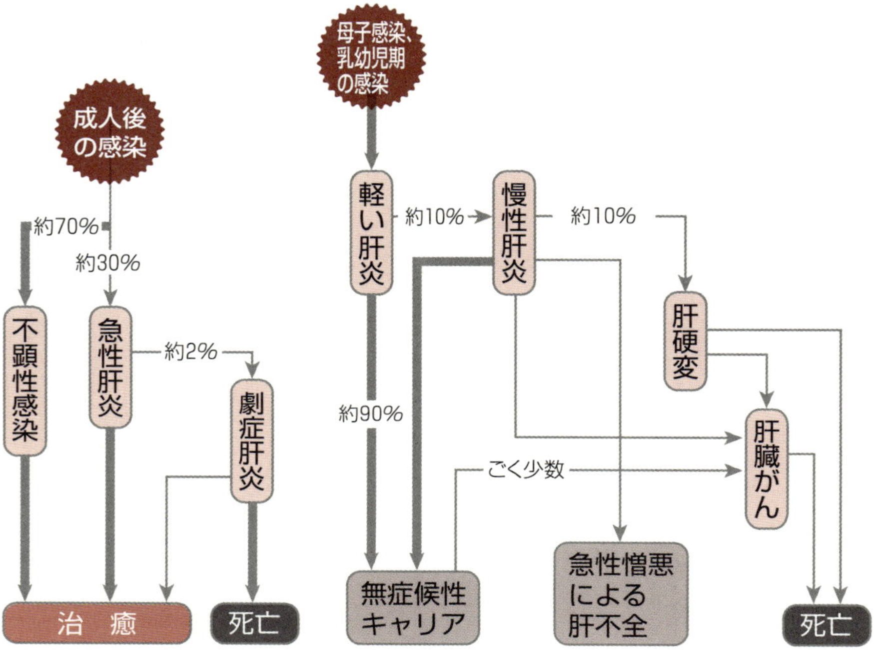

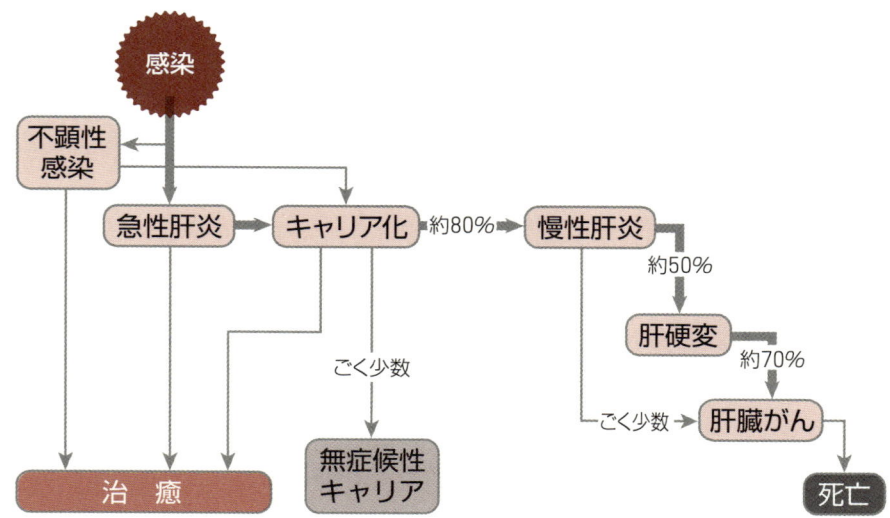

PART1　肝臓の働きと肝臓病の種類

生活習慣が生みだす脂肪肝、アルコール性肝障害

生活習慣の乱れなど、生活要因で起こる肝臓病としては、脂肪肝とアルコール性肝障害があります。

なかでも、飽食の時代のツケともいわれる脂肪肝にかかる人は増加の一途です。脂肪肝は、肝臓の中に脂肪が溜まったために機能が落ちるもので、ほとんどの場合、食べ過ぎ、飲み過ぎ、運動不足などが原因です。脂肪肝は生活を改めることで治ります。

一方のアルコール性肝障害は、多量のアルコールを長期間摂り続けたために起こる肝臓の障害です。日本でもお酒の消費量の増加に伴って増えつつある傾向です。また、かつては、アルコール性肝障害といえば、男性の病気という印象が強かったのが、最近は女性の飲酒機会が増えたことから、今後は女性患者の増加も予測されています。アルコール性肝障害は、お酒をやめれば肝臓の機能は改善しますが、飲み続けて肝硬変に進行してしまうと、肝臓は正常に機能しなくなります。

に進行し、年率7〜8％の割合で肝がんが発症しています。

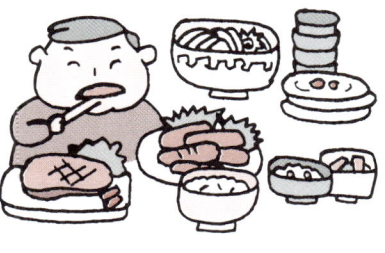

脂肪肝

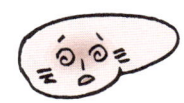

食べ過ぎ、飲み過ぎ、運動不足などが原因

アルコール性肝障害

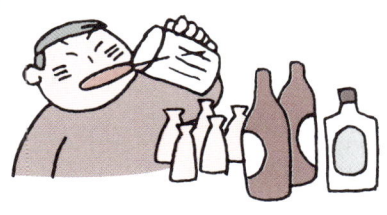

多量のアルコールを長期間摂り続けたために起こる

肝臓病の主な血液検査

検査項目	検査でわかること	正常値(参考値)	異常な場合	疑われる病気
血清総たんぱく（TP）	肝機能の状態。血液中のたんぱくのほとんどは肝臓で作られるため	6.7～8.3g/dℓ	低くなる	非常に低い…慢性肝炎、肝硬変
A/G比	肝機能の状態。両方とも血中たんぱくの主な成分で、Aが減少し、Gが増加すると数値が低下＝異常	1.1～2.0g/dℓ	低くなる	基準値より低く、総たんぱくも低い…慢性肝障害、肝硬変
アルブミン（ALB）	線維化の状態。肝細胞で作られ、総たんぱくの約60%を占める	3.8～5.3g/dℓ	低くなる	慢性肝炎、劇症肝炎、肝硬変
ZTT（血清膠質反応）	肝機能低下により、血漿たんぱくが異常になっていないか	2.0～12.0U	高くなる	慢性肝炎、ウイルス性肝炎、肝硬変
GOT（AST）	肝細胞の破壊程度。心臓や肝臓に含まれる酵素	8～40 IU/ℓ/37℃	高くなる	GOT＞GPT…急性肝炎初期、慢性肝炎、肝硬変、肝臓がん（比率により変わる）
GPT（ALT）	肝細胞の破壊程度。主に肝臓に含まれる酵素	5～45 IU/ℓ/37℃	高くなる	100～200 IU/ℓでGOT＜GPT…慢性肝炎 300～500 IU/ℓ以上…急性肝炎、活性性の慢性肝炎
γ-GTP	肝臓や胆道系の異常により、胆汁の流れが悪くなっていないか。解毒作用に関係する酵素	男性80 IU/ℓ/37℃以下 女性30 IU/ℓ/37℃以下	高くなる	γ-GTPが高い…アルコール性肝障害など ALPが高い…骨の病気など
ALP	肝臓や胆道系の異常により、胆汁の流れが悪くなっていないか。胆汁にも含まれる酵素	100～325 IU/ℓ/37℃	高くなる	両方高い…胆道の異常、肝硬変、活動性の慢性肝炎、薬物性肝障害など
LDH	糖質を加工する酵素。他の数値と合わせて判定。肝細胞の障害の有無	120～240 IU/ℓ/37℃	高くなる	急性肝炎、がん、心筋梗塞
ChE（コリンエステラーゼ）	線維化の状態。肝臓で作られ、代謝機能をもつ酵素	3000～7000 IU/ℓ/37℃	高くても低くても病気の可能性	低い…急性・慢性肝炎、肝硬変、肝がん 高い…脂肪肝、ネフローゼ、甲状腺機能亢進症
血清総コレステロール（T-ChO）	肝機能の状態	120～219mg/dℓ	高くても低くても病気の可能性	低い…肝硬変、劇症肝炎 高い…胆汁のうっ滞
総ビリルビン（TBL）	肝細胞や胆道の障害の有無。直接型と間接型がある	0.2～1.1mg/dℓ	高くなる	黄疸、肝炎、肝臓がん、胆道がん、胆石 直接型が多い…肝細胞、胆道系の病気 間接型が多い…血液の病気
血小板（PLT）	線維化の状態	14.0～34.0 $\times 10^4/\mu\ell$	低くなる	慢性肝炎、肝硬変

※肝炎ウイルスマーカーについてはP42、49参照。

PART 2

ウイルス性の肝臓病のいろいろ

第1話　A型肝炎

抗体を持っている人が減っているので集団発生に注意しよう

かつては、日本国内でもA型肝炎の抗体を持っている人がたくさんいたので、この病気にかかるのは抗体を持っていない若い人が主でした。

しかし、最近は国内で感染する機会が減ったため、抗体を持たない高齢者が感染するケースも出ています。

■ 感染経路は飲食物など。海外旅行先によっては要注意

A型肝炎は、経口感染する急性肝炎で、慢性肝炎に進行することはありません。

感染経路は、A型肝炎ウイルスに汚染された水や、生の貝類などの生鮮食品を飲食したり、あるいはこれらを飲食した人の便を介して感染します。とくに養殖かきには注意が必要です。

現在の日本は、衛生状態がよくなったために感染の機会が減っていますが、海外旅行で衛生状態のよくない地域へ出かけて感染するケースは少なくありません。

■ 症状と経過──風邪と似た症状から黄疸が出る

A型肝炎は、急性の病気にふさわしく激しい症状を呈します。まず、38℃以上の高熱が出て、発熱に伴う頭痛や全身の倦怠感などの、風邪とよく似た症状が現れます。このような症状は約

1週間ほど続きます。さらに食欲不振や吐き気、嘔吐、腹痛といった消化器の症状を伴うこともあります。

風邪に似た症状が治まりかけた頃、黄疸が現れます。胆汁色素のビリルビンが、血液中にあふれたため、白目や皮膚が黄色くなったり、尿の色が茶褐色になったりします。

黄疸が出ると重症になったと心配する人がいますが、黄疸が2〜3週間続いた後、次第に回復していくのが一般的な経過です。完全に治るまでには、約1か月〜1か月半かかります。

診断と治療—
安静と栄養補給が治療の基本

診断は、血液検査でウイルスの存在を調べたり、肝機能検査で病気の重症度を探ります。A型肝炎にかかると、血液中にA型ウイルスを排除するためのIgM型HA抗体が作られますから、これが陽性で肝機能検査の数値が異常であれば、A型肝炎と診断されます（このような抗

A型肝炎の発生には波がある

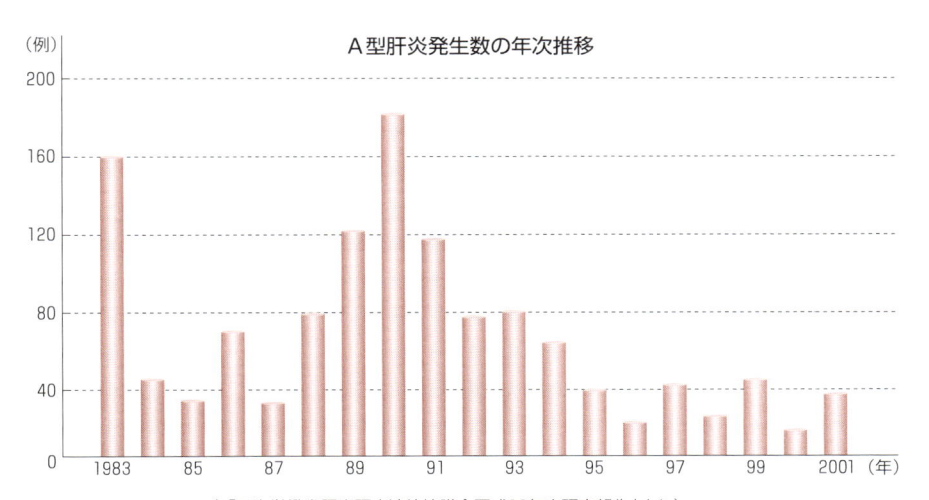

A型肝炎発生数の年次推移

（例）

年	発生数
1983	160
84	45
85	33
86	70
87	30
88	80
89	122
90	180
91	117
92	78
93	80
94	65
95	40
96	22
97	43
98	25
99	46
2000	18
2001	38

（「厚生労働省肝炎研究連絡協議会平成13年度研究報告」より）

体をウイルスマーカーと呼びます)。

しかし、発症してすぐの場合には、まだ抗体ができていないこともあるので注意が必要です。

A型肝炎の治療のかなめは安静で、GPT(ALT)が1000以上もある急性期では寝た姿勢での安静が大事です。急性肝炎にかかった肝臓は、炎症で肝臓が腫れて血液が流れにくくなっているので、横になって肝臓への血流を少しでもスムーズにします。肝臓の炎症を鎮め、肝細胞の修復をするには十分な血液が必要だからです。

次は、傷んだ肝細胞を修復するのに必要な栄養の補給です。A型肝炎では、高熱に加えて吐き気やむかつきの症状が合併することもあって、十分な食事が摂れないことが多いのです。このような場合は、糖質、アミノ酸、ビタミンなどを補った点滴注射で栄養補給を行います。

A型肝炎では、安静と栄養補給で自然治癒をはかるのが基本ですが、黄疸などの症状が強い場合は炎症を抑える薬を使うこともあります。

予防はワクチン接種や手洗いで

A型ウイルスの抗体を持っている人が減ってしまった現在の日本では、身近に感染者が出ると集団発生する可能性もあります。万一、家族や周辺の人がA型肝炎を発症したら、二次感染しないように手洗いや洗濯を徹底的にしてください。

また、A型ウイルスの抗体を持っていない人がA型肝炎の多発地域へ旅行するときは、ワクチン接種をしてから出かけると安心です。一度受けておけば、3年ほどは有効です。

ただし、抗体はワクチンを接種してもすぐにはできず、数週間かかりますから、その期間を計算に入れて接種することが必要です。ワクチン以外の注意としては、生水や生ものはなるべく避けて、加熱調理したものを飲食することです。

PART2　ウイルス性の肝臓病のいろいろ

Ａ型肝炎が多発している地域に行くときは

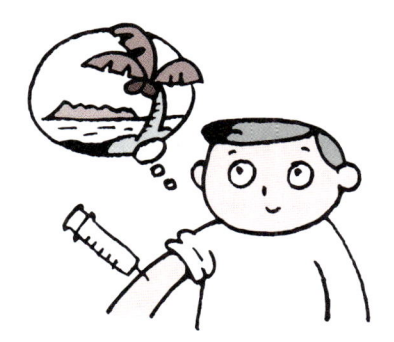

旅行前にワクチンを接種する

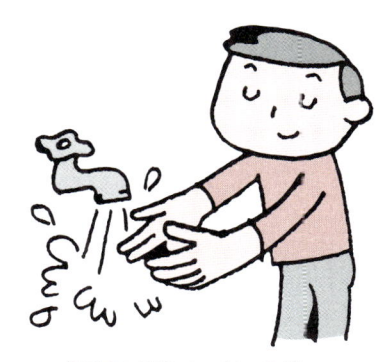

食事の前やトイレの後
には手をよく洗う

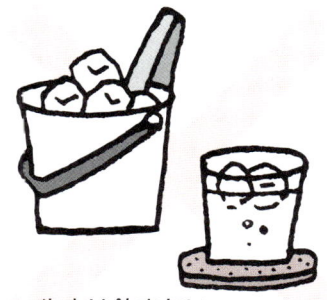

生水は飲まない。
生水で作った氷にも注意

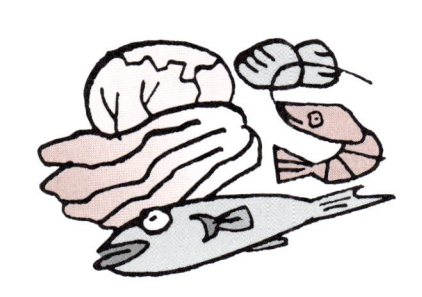

生の野菜・魚介類は避け、
加熱したものを食べる

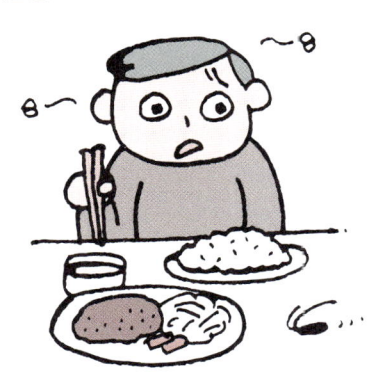

衛生的でない店での飲食は避ける

第2話 B型肝炎

比較的症状は穏やかだが病状が急激に悪化することも

リアの母親から生まれた赤ちゃんに、生後すぐに免疫グロブリンの注射を打ち、1か月後からワクチンを3回接種する予防法で、新たな母子感染はほとんど見られなくなりました。

水平感染は、かつての輸血、血液製剤、手術、予防注射の針や医療器具の反復使用などによる医療事故、性交渉、外傷、入れ墨、ピアスの穴あけなどです。最近は、輸血用血液のチェックが厳重になされて、肝炎ウイルスの混入の心配はほとんどなくなりましたし、注射針は1人ずつ使い捨てるものになって、医療機関での感染はなくなりました。しかし、現在はB型肝炎ウイルスのキャ

感染経路は血液や体液から

B型肝炎ウイルスは、血液や体液を介して感染します。その感染経路には垂直感染と、水平感染の2通りがあります。

垂直感染は、キャリアの母親から子どもに感染する母子感染のことです。母親の血液が、出産時に子どもの体内に入って感染するものです。まだ免疫のしくみが未完成の乳児に感染すると、B型肝炎の症状は出ないまま、ウイルスがすみついてしまいます。この状態をキャリアとよびます。

PART2　ウイルス性の肝臓病のいろいろ

B型肝炎ウイルスの感染ルート

血液や体液を介して感染

- **垂直感染**
  - キャリアの母親から出生時に母子感染

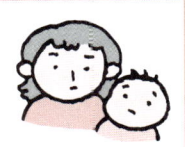

- **水平感染**
  - 以前の輸血、血液製剤、手術など
  - 汚染された注射針、注射器、医療器具などの反復使用
  - 性交渉
  - 外傷
  - 薬物乱用者による汚染された注射器の打ち回し
  - 入れ墨、ピアスの穴あけ
  - 鍼治療の針の使い回し

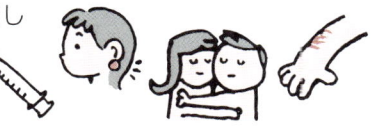

※現在は、垂直感染は予防できるようになったほか、輸血、血液製剤、医療器具の汚染など医療行為による感染はほとんどなくなっている。

母子感染の予防法

妊娠中の血液検査でHBs抗原が陽性の場合

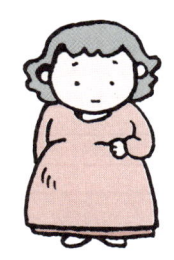

出産
▼
生後すぐに免疫グロブリンを注射
▼
生後2か月　1か月後にワクチン接種
▼
生後3か月　ワクチン接種
▼
生後5か月　ワクチン接種
▼
生後6か月　予防抗体ができたことを確認

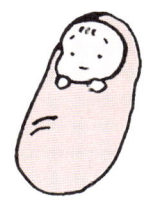

※1998年から、HBs抗原陽性の母親だけでなく、感染力が弱いHBs抗体陽性の母親から生まれた赤ちゃんにも、公費での感染予防措置がとられるようになった。

現在は、キャリアの人との性交渉による感染と、薬物乱用者の注射針の回し打ちなどが問題になっています。

病気の進行と感染者の自然経過

B型肝炎は慢性化することと、病気の経過が多様なところが問題です。その感染経路には、慢性化の危険がある持続感染と、自然治癒の確率が高い一過性感染の2通りがあります。

持続感染は、出生時の母子感染か乳幼児期の感染で、一過性感染は大人になってからB型肝炎ウイルスに感染した場合です。

乳幼児期に感染した場合、無症状のままキャリアになり、成人後に肝炎が発症しますが、ほとんどの人は抗体が働いてB型肝炎ウイルスを鎮めることができ、無症候性キャリアとして何事もなく人生を送ることができます。

また、肝炎が悪化したあとに、B型肝炎ウイルスの感染力が急激に低下して次第に、肝炎が

B型肝炎ウイルス感染後の経過

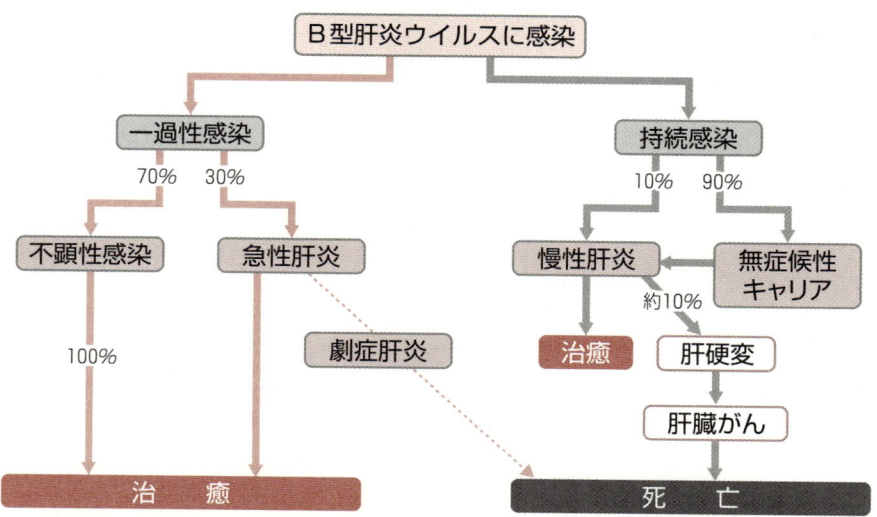

B型肝炎ウイルスに感染
├─ 一過性感染
│ ├─ 70% → 不顕性感染 → 100% → 治癒
│ └─ 30% → 急性肝炎 → 治癒 / 劇症肝炎 → 死亡
└─ 持続感染
   ├─ 10% → 慢性肝炎 → 治癒 / 肝硬変 → 肝臓がん → 死亡
   └─ 90% → 無症候性キャリア → 約10% → 肝硬変 → 肝臓がん → 死亡

※一過性感染で急性肝炎になったあと、劇症肝炎になるのは1〜2％です。

PART2 ウイルス性の肝臓病のいろいろ

治まることも多いのです。このような自然治癒に至らなかった残りの約10％程度の人が、慢性肝炎に移行しますが、そのうちの約10％ほどが肝硬変にまで進み、さらにその中の約80％が肝臓がんになります。

一方、成人後に医療事故や性行為で感染した一過性感染では、約70％が中和抗体と呼ばれるHBs抗体ができて、不顕性感染になり自然治癒します。しかし、約30％の人に急性肝炎が起こり、その1〜2％が劇症化するといわれています。

B型肝炎

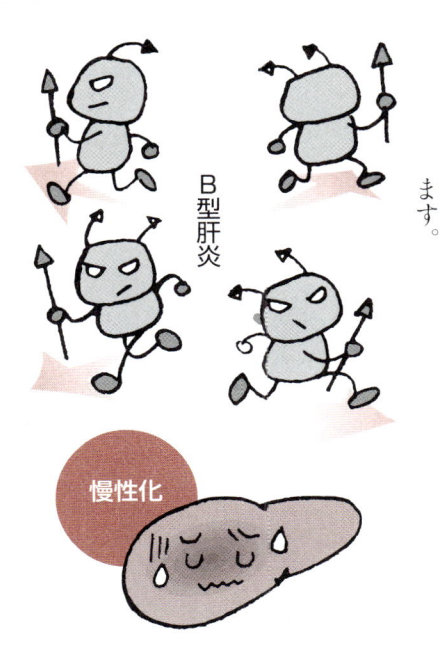

慢性化

感染後の経過がさまざまなB型肝炎。A型と違って慢性化することがあるのがこの型の特徴

自覚症状が現れにくい
B型慢性肝炎

B型慢性肝炎では、だるい、疲れやすいなどが代表的な症状とされています。ところが、自覚症状が出ていても、肝機能がかなり破壊されて、黄疸が出始める頃に、少しだるさなどを感じるケースも少なくありません。

黄疸が出ていても、軽い場合は皮膚や白目では気づかないこともあります。皆さんが発見しやすい黄疸の症状は、尿の色の変化です。激しい運動や労働をして大量の汗をかいたり、高熱が出たわけでもないのに、尿の色がウーロン茶のような茶褐色になったときは、黄疸の疑いが強くなります。

比較的に症状が緩やかなB型慢性肝炎ですが、病状が急に悪化すると、強い黄疸や倦怠感、食欲不振などの症状が出ることがあります。

B型慢性肝炎の進行は、ウイルスの活動のし

B型肝炎のウイルス検査

ウイルスマーカーの種類	陽性の場合は…
HBs抗原	現在B型肝炎ウイルスに感染している
HBs抗体	過去にB型肝炎にかかり、予防抗体ができている
HBc抗体	強陽性の場合は、B型肝炎感染が存在、弱陽性は過去に罹患
IgM型HBc抗体	B型急性肝炎の初期
HBe抗原	血中にB型肝炎ウイルスが多く、感染力が強い
HBe抗体	B型肝炎ウイルスが少なく、感染力が弱い
HBV関連DNA-P	ウイルスの遺伝子を作る酵素を調べて間接的にウイルスの量を測る
HBV-DNA定量	血液中のウイルス遺伝子の量を直接的に測る

検査と診断―集団検診で発見されることも多い

かたによってさまざまに変化するため、一般的な経過モデルがありません。いつ、どのように変化するかわからないので、定期的な検査で病状を把握しておくことが大事です。

B型の慢性肝炎にかかっていて自覚症状がない場合は、集団検診の血液検査で肝機能の数値に異常が出て病気が発見されることがほとんどです。

肝機能検査で、肝臓が破壊されていることを示す、GOT（AST）、GPT（ALT）の値に異常が見られたら、ウイルス感染の有無やウイルスの活動状況をウイルスマーカーで調べます。

B型慢性肝炎の場合は、HBe抗原が陽性であればウイルスの保持者であり、HBe抗体が陽性なら、ウイルスは体内に存在するものの活動性が少ないことを意味します。また、B型肝炎ウイルスマーカーが持続的に陰性なら、完治している可能性もあるのです。

このほか、必要に応じて超音波検査やCTスキャンなどの画像検査を行い、肝臓の形状や腫瘍の有無などを調べます。

肝臓の組織をとって顕微鏡で調べる肝生検も必要に応じて行います。

2 ウイルス性の肝臓病のいろいろ

治療は、薬物療法で鎮静化をはかる

B型慢性肝炎の治療の目的は、あくまでB型肝炎ウイルスを完全に排除することです。

HBe抗原が陽性で、極端にウイルス量が多くないケースには、インターフェロンが有効な場合があります。ただ、高齢者には使えません。

今よく使われているラミブジンという抗ウイルス薬は副作用がないため、肝臓の障害が進んだ人や高齢者にも使えます。しかし、服用中にB型肝炎ウイルスが突然変異を起こし、治療しているにもかかわらず肝炎が憎悪することがあり、使い方が難しい薬です。近々、さらに有効な抗ウイルス剤が登場する予定です。これらにより、すべてのB型慢性肝炎の患者さんが完治することも決して夢ではありません。

このような治療と並行して、肝臓の炎症を抑えるための対症薬を投与したり、ステロイド剤の使い方のコントロールで強い免疫反応を起こさせるステロイド離脱療法などが行われます。

罹患したときの日常生活での注意点

A型肝炎で治療の第一条件だった安静は、B型慢性肝炎の場合は重症化したときに限られます。そのほかは普段通りの生活でかまいません。

B型肝炎は血液や体液で感染するので、血液がついたものや血液がつきやすいものは他人といっしょに使わないことです。セックスは必ずコンドームを使用してください。

インターフェロン

ステロイド

ラミブジン

ウイルス

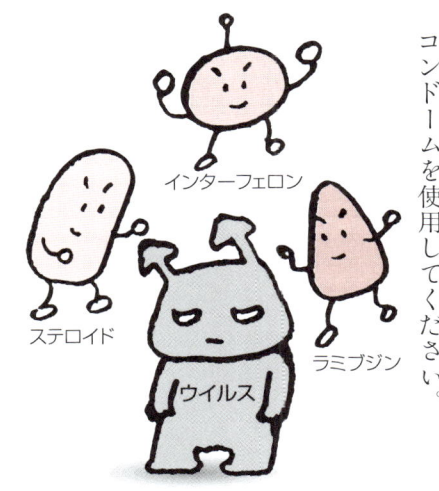

今はまだ薬だけでウイルスを排除することは案外難しいが…。

第 3 話

C型肝炎

血液によって感染し、ひそかに慢性化。肝臓がんの原因の8割を占める

感染に気づかないのがC型肝炎の怖さ

日本人の肝臓がんによる死亡者数は20年ほど前から増加し続けています。その肝臓がんの原因のなんと約8割がC型肝炎ウイルスの感染が原因になっています。このことだけでもC型肝炎は十分に怖い病気です。しかし、C型肝炎の本当の恐ろしさは、自分が感染していることを知らずにいる人が多数いるということです。

現在、日本には約200万人もの感染者がいると推定されていますが、そのうちの半数つまり約100万人が自分の感染に気づいていない現実があります。

C型肝炎は、感染しても急性肝炎としての自覚症状をほとんど感じないまま、7～8割が慢

■ C型肝炎が肝臓がんの原因の8割

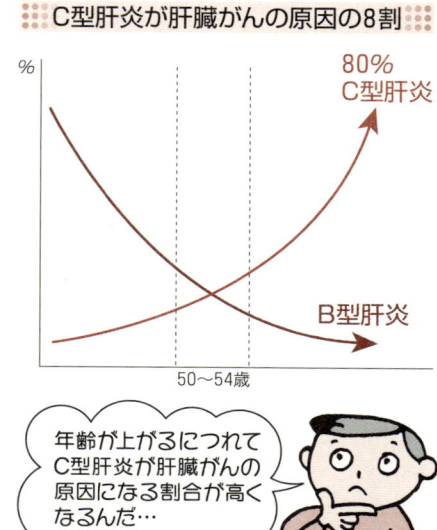

80% C型肝炎

B型肝炎

50～54歳

年齢が上がるにつれてC型肝炎が肝臓がんの原因になる割合が高くなるんだ…

C型肝炎とは？

血液を介して感染する

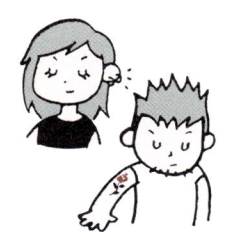

感染ルートは輸血か一般の医療行為による感染がほとんどだった。現在はピアスの穴あけや入れ墨など

感染していても気づかないまま慢性化

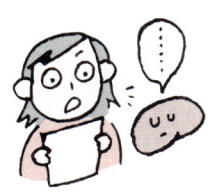

A型肝炎などと違い、感染しても急性肝炎の症状はまず出ない。ほとんどが慢性化し、健康診断などの血液検査で感染が判明する

ウイルス肝炎の8割はC型肝炎

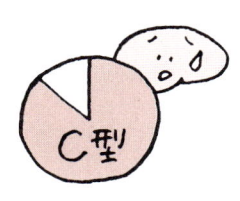

C型肝炎ウイルスが発見されてから肝臓病の中でウイルス性肝炎の占める割合が飛躍的に上昇した

肝臓がんになりやすい肝炎

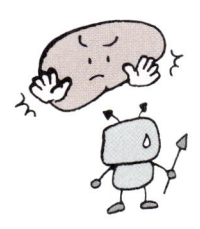

C型肝炎は肝炎→肝硬変→肝臓がんの順に病気が進行する。きちんと治療を受けて肝臓がんへの進行を止める

かつての感染経路トップは輸血。日常生活ではまず感染しない

C型肝炎は、血液を介して感染します。かつては輸血が最大の感染ルートでした。そのほかも予防注射や静脈注射などの注射針からの感染、止血の処置といった一般の医療行為による感染がほとんどでした。大手術や輸血を受けたことはないという人の感染では、学童期の予防接種の際の注射針の回し打ちが原因のケースが目立ちました。

しかし、現在は使い捨ての注射針を使うようになり、このような事故が起こる心配はなくなりました。また、輸血からの感染も防げるようになったので、今後はC型肝炎ウイルスの感染

C型肝炎ウイルス検査が始まった

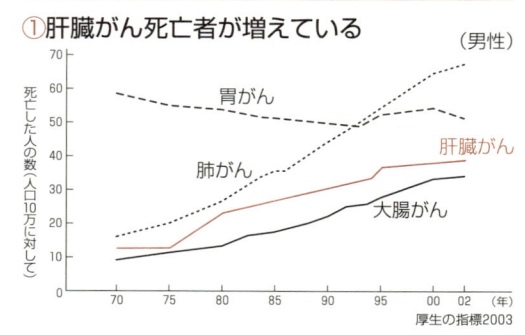

①肝臓がん死亡者が増えている

（男性）
死亡した人の数（人口10万に対して）
胃がん、肺がん、肝臓がん、大腸がん
厚生の指標2003

②肝臓がんの原因の8割がC型ウイルス性肝炎
③急性肝炎や慢性肝炎の段階で進行を阻止
肝臓がんへの道を断つ
④症状の出にくいC型に感染しているかチェック
⑤平成14年から肝炎ウイルス検査が始まる

■対象者
　40歳から70歳までの人

■検診内容
　・C型肝炎ウイルス抗体検査
　・B型肝炎ウイルス抗原検査
　・基本健康診査
　　身長・体重・血圧測定・検尿・内科診察・血液検査
　　場合によっては心電図検査

■実施機関
　・地方公共団体で実施する集団検診
　・指定の医療機関

■C型肝炎ウイルス検査の手順

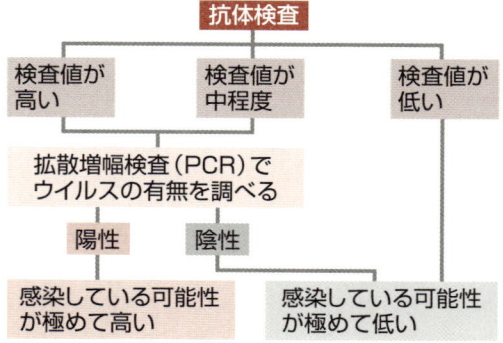

　　　　　抗体検査
　┌─────────┼─────────┐
検査値が　　検査値が　　検査値が
高い　　　　中程度　　　低い
　└────┬────┘
　　拡散増幅検査（PCR）で
　　ウイルスの有無を調べる
　┌────┴────┐
陽性　　　　陰性
感染している可能性　　感染している可能性
が極めて高い　　　　が極めて低い

源は薬物常用者の注射の回し打ちか、入れ墨、ピアスの穴あけなどに限られてくるでしょう。

ところで、C型肝炎ウイルスの感染による慢性肝炎患者の増加に伴って、厚生労働省は、平成14年4月から各地域単位の住民検診で、満40歳以上の人を対象にしたC型肝炎ウイルスの抗体検査を実施しています。この検査で、現在40歳以上の人の約2～3％に、C型肝炎ウイルス陽性という結果が出ています。

さらに厚生労働省が、「C型肝炎ウイルス感染の可能性が高いと考えられ、抗体検査を積極的に受けた方がよい」としているのは、次の項目にあてはまる人です。

(A) 1992（平成4）年以前に輸血を受けた人
(B) 長期にわたって血液透析をうけている人
(C) 輸入非加熱血液凝固因子製剤を投与された人

Ⓓ Ⓒと同等のリスクを持つ非加熱血液凝固因子製剤を投与された人
Ⓔ フィブリノーゲン製剤を投与された人
Ⓕ 大きな手術を受けた人
Ⓖ 臓器移植を受けた人
Ⓗ 薬物乱用者や入れ墨をしている人
Ⓘ ピアスを施している人
Ⓙ その他、過去に健康診断などで、肝機能検査の異常を指摘されているにもかかわらず、その後、肝炎の検査をしていない人

急性から慢性の移行は早いが肝臓がんまでは遅く進行

C型肝炎の特徴は、感染直後の急性期にはほとんど気づかず、慢性化しても自覚症状がないことです。したがってC型肝炎と診断されるまでに20年以上かかってしまうこともあります。
さらに困ることは、A型やB型のように有効なワクチンが、まだ開発されていないことです。C型ウイルスに感染すると、2週間から4か月の潜伏期間を経て急性肝炎になります。そのときの症状は、「だるい」「食欲がない」「胃のあたりが重い」などの、ただの風邪や過労でも起こる症状です。

少し重い急性肝炎の場合は黄疸が出ることもありますが、これはごくまれで、実際は気づかないうちに治ってしまうことがほとんどです。

このようにして急性肝炎を経て慢性肝炎に移行しますが、そのまま何もせずに病気が進行しても、肝硬変から肝臓がんになるまで早い人でも20〜30年、遅い人は40〜50年かかります。B型慢性肝炎に比べると、がんに移行するまでの年数が10年ほど遅いのも特徴です。

C型慢性肝炎にかかると、肝臓はウイルスを排除しようとする免疫反応によって、持続的に炎症が起こるため、肝臓は破壊と再生を繰り返します。こうした修復が行われるたびに肝臓が線維化して硬くなっていきます。さらに進行するとこぶ（結節）ができていき、やがて肝硬変になり、その後、肝臓がんに進行します。

C型肝炎にかかってからの経過

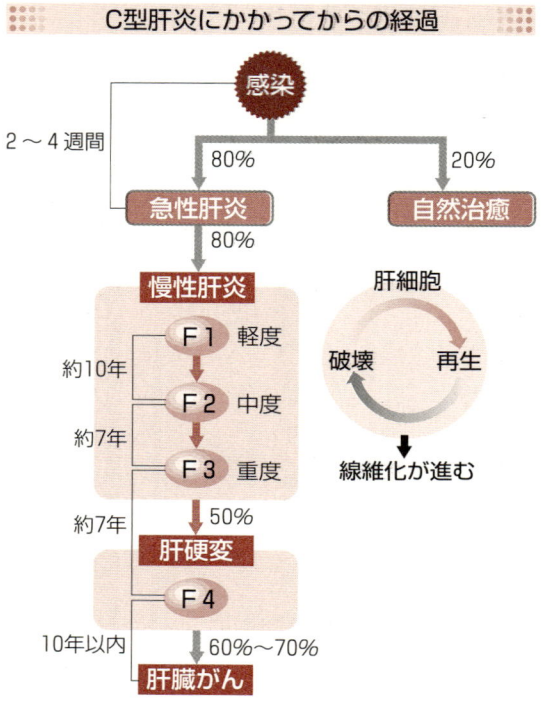

```
          感染
         /    \
     2〜4週間   20%
       80%     自然治癒
      急性肝炎
       80%
      慢性肝炎
       F1  軽度
  約10年
       F2  中度
  約7年
       F3  重度
  約7年     50%
      肝硬変
       F4
  10年以内  60%〜70%
      肝臓がん
```

肝細胞：破壊 ⇄ 再生 → 線維化が進む

つまりC型肝炎は肝臓の線維化の進展がイコール病気の進行で、発がん率が高いのもこの線維化によるわけです。そこでC型肝炎の場合、病気のステージを線維化の程度で現しています。F1は軽い慢性肝炎、F2は中等度の慢性肝炎、F3は進んだ慢性肝炎、F4は肝硬変です。

当然のことですが、ステージが進むごとに発がんの危険度は増します。

ステージを1段昇るのにほぼ7年から10年かかりますから、軽度の慢性肝炎なら、最終ステージの肝臓がんに至るまでに40年近くあるわけです。

そこで、C型慢性肝炎にかかっていることがわかったら、自分が今どのステージにいるのかを知ることが大事です。それによってC型肝炎の最適な治療方針を立てることができます。

検査と診断──検査の基本は血液検査

C型肝炎の診断に必要な検査の基本は、血液検査で肝臓の状態を知るGOT（AST）、GPT（ALT）の数値を調べる検査、ウイルス感染の有無やウイルスの型や量を調べるウイルス検査、肝臓の線維化の程度を調べる血小板数、がんの早期発見のための腫瘍マーカーです。それと超音波やCTによる画像検査です。肝臓の線維化の程度を見るために肝臓の組織

C型肝炎の診断に必要な検査

	検査項目	検査の目的	基準値の目安(参考値)
肝機能検査	GOT(AST) GPT(ALT)	肝細胞のこわれ具合を見る。この数値が高いと肝細胞の炎症が強いことを示す。治療効果の判定にも必要	GOT 10〜40IU/ℓ/37℃ GPT 5〜45IU/ℓ/37℃
ウイルス検査	HCV-RNA検査 アンプリコア法 ハイレンジ法 または DNAプローブ法	血液中のC型肝炎ウイルスの有無、量を調べる。治療効果の予測や効果の判定にも使われる	
ウイルス検査	ウイルス遺伝子型検査 (治療前のみ)	ウイルスの遺伝子タイプを調べ、効果を予測する	
血液学的検査	ヘモグロビン (Hb)	治療に伴う貧血の有無や程度を調べる	(男性)13.5〜17.5g/dℓ (女性)11.5〜15g/dℓ
血液学的検査	白血球数 (WBC)	治療に伴う白血球減少の程度を調べる	3300〜9000/μℓ
血液学的検査	血小板数 (PLT)	肝臓の炎症のだいたいの進行状況と、治療に伴う血小板減少の程度を調べる	14万〜34万/μℓ
その他	エコー (超音波検査)	肝臓の形状や大きさ、表面と内部の状態を画像診断する。慢性肝炎による線維化の程度がその場でわかる。またがんの早期発見も可能	
その他	肝生検	肝臓に直接針を刺して、組織の一部を採取する。炎症の程度や線維化の進行具合をみる。治療方針を決定する際に行う	

検査で決めるのが基本です。今は超音波で肝臓を観察しながら安全に施行されています。たとえば、抗凝固剤を服用していたりして危険を伴うを採って顕微鏡で見る肝生検も重要な検査です。肝臓の線維化や炎症の程度を知るには欠かせない検査であり、F1からF4までの段階は肝生

ときは無理をせず、線維化マーカーや血小板などで、肝臓の組織の進展状態を推測することもあります。C型肝炎では、肝臓の線維化の進み具合を知ることが非常に大事ですから、肝生検または血小板数を見る検査は欠かせません。

GOT、GPTは、変動が激しいもので、必ずしもC型慢性肝炎の病気のステージを現すものではありません。どのステージにいても数値の変動は起こりますが、その動きを継続して見ていくと、線維化する速度が速いか遅いかの見当をつけるのに役立ちます。数値が上下動しながらも、ずっと高い数値の場合は、線維化が速く進む可能性が考えられます。

血小板数による線維化の程度推測

発がんの高危険群

血小板数（1mℓ当たり）	ステージ
8万以下	肝がん / 肝硬変 F4
10万	重度 F3
13万	中度 F2
15万	軽度 F1
15万以上	健常

治療の鍵を握る インターフェロン治療

C型肝炎の治療では、インターフェロン治療を行うかどうかが、治療方針を決める重要な鍵になります。現在、インターフェロン治療の選択肢はとても多く、オーダーメイド療法の時代であることを知っておいてほしいものです。

最近のインターフェロン治療は、インターフェロン単独療法、抗ウイルス剤を組み合わせる併用療法、単独での長期投与などと多様です。薬の種類や量、投与期間などを組み合わせて治療プランを立てるオーダーメイド療法は、従来の画一的な治療とはまったく異なります。

患者さんの肝臓の状態やライフスタイルに合わせた治療も可能ですが、そのためには、患者さんが治療法について、主治医と対等に話し合えるように、病気や治療法に対する正しい知識

PART2 ウイルス性の肝臓病のいろいろ

インターフェロン治療の流れ

初回インターフェロン投与法

C型慢性肝炎 — 血液検査・画像検査・肝生検

- ウイルス遺伝子型 1型
  - 少ないウイルス量 → インターフェロン単独 6〜12か月
  - 多いウイルス量 → インターフェロン単独 12〜24か月
  - → インターフェロン＋リバビリン併用 6か月
- ウイルス遺伝子型 2型
  - 多いウイルス量 → インターフェロン単独 6〜12か月
  - → インターフェロン＋リバビリン併用 6か月
  - 少ないウイルス量 → インターフェロン単独 3〜6か月

→ 不変 → 対症療法 ↔ インターフェロンの再投与
→ 有効 → インターフェロンの再投与
→ 著効 → 経過観察

インターフェロン治療の効果
（単独投与の場合）

- 不変 60%
- 著効 30%
- 有効 10%

不変：ウイルスが消えず、肝機能も正常化しない

有効：ウイルスは消えないが、肝機能は正常化

著効：ウイルスが消えて、肝機能も正常化

を持つ必要があるでしょう。

まず、インターフェロンとはどんな薬かというと、本来はウイルスを駆除する抗ウイルス剤です。私たちが、インフルエンザなどのウイルス性の病気にかかったときに、体内で作られるウイルスの増殖を抑える物質です。その物質を人工的に増やしてウイルスの増殖を抑えるのがインターフェロンの役割です。C型肝炎ウイルスにはこのインターフェロンが有効で、ウイルスの完全駆除を目指しています。

さらにウイルスの数が減るだけでなく、線維

化した肝臓の組織に作用して、線維を溶かします。これで、慢性肝炎から肝硬変への移行を遅らせたり、肝臓がんの発生を半分に減らすことも可能になります。①体内からC型肝炎ウイルスを排除する、②肝機能を改善する、③発がん抑制の3つこそが、インターフェロン治療の最大の目的です。

インターフェロン治療はできる人とできない人がいる

C型肝炎治療にインターフェロンが有効とわかっていても、誰にでもよいという薬ではないので、使う必要があるか、効果を見込めるかを最初に検討します。

まず、インターフェロン治療が必要かについては、線維化の程度を示す病気のステージと推定発がん率から検討します。たとえば、F1かF2の慢性肝炎の段階で、しかも高齢であれば、インターフェロン治療の必要性は低くなります。同じステージでも年齢が若ければこの治療は、ぜひ受けたいものです。

次は、インターフェロン治療の効果があるのかについての検討です。ウイルスの量が多すぎると効きにくく、血液1ミリリットル当たり10万個以下が効果の上がる目安です。

また、ウイルスの型によっても効果が違います。残念なことに、日本人の感染者の7割程度を占める1b型のウイルスには、インターフェロンの効果が低いとされています。ですから、我々は少しでも効果を上げようといろいろ工夫

インターフェロン治療と肝臓がん発生率

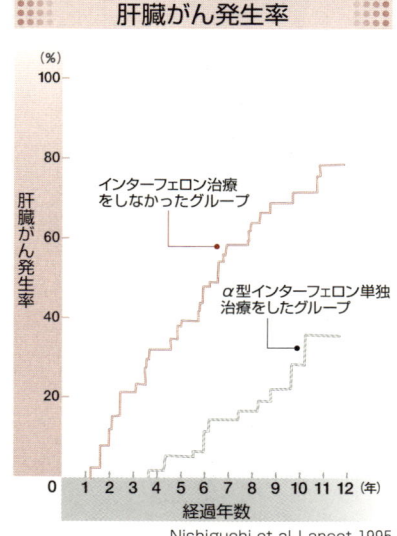

Nishiguchi et al. Lancet 1995

52

PART2 ウイルス性の肝臓病のいろいろ

治療の過程

	早期治療			年間発がん率
肝がん				
肝硬変 F4	インターフェロン治療	肝庇護薬（肝機能改善薬）	腫瘍マーカー 3〜4回	7%
重度 F3			3〜4回	3%
中度 F2			2〜3回	1.5%
軽度 F1			1〜2回	0.5%未満
健常		基本的な治療	超音波などの検査／年	

インターフェロン治療が適しているか、発がんリスクと駆除率から検討していく

をするのです。

さらに副作用について、その症状や発生頻度について医師から説明を受けたのち、治療のために頑張れるかどうかを検討して納得できれば治療が開始されます。

インターフェロン治療の方法には、①単独投与、②インターフェロンとリバビリン併用療法、③インターフェロンの長期投与があります。どの方法を行うかは、患者の希望も入れたうえで、主治医がオーダーして決めます。

インターフェロン治療ができない場合の対症療法

インターフェロン治療ができない場合は、肝庇護薬によって肝臓の炎症を抑え、肝機能の正常化をはかります。それによって発がんリスクを減らすことが目的です。対症療法の薬としては、ウルソデオキシコール酸（漢方薬の熊胆と同じ）や強力ネオミノファーゲンシー（漢方薬の甘草の成分）などが、よく使われます。私は、高脂血症の薬剤であるベザフィブラートの抗炎症作用、抗酸化作用に期待して多くの患者さんに使っていますが、効果がありそうです。

インターフェロン治療に期待される新薬

日本に多い難治型1b型にも効果が期待できる新薬

リバビリン
インターフェロンと併用で使われる抗ウイルス内服薬

コンセンサス・インターフェロン
インターフェロンの遺伝子操作で合成された新薬

ペグ・インターフェロン
血液中に長時間留まる性質があるので、週1回の投与で効果が期待できる

インターフェロン単独療法とインターフェロン・リバビリン併用療法の副作用

(%)	白血球減少	顆粒球減少	血小板減少	貧血	発熱	全身倦怠感	頭痛	食欲不振	関節痛	脱毛	不眠
単独療法	67.1	67.8	77.6	2.6	94.1	87.5	69.1	65.8	57.9	38.8	38.8
併用療法	86.7	72.1	67.9	67.2	96.2	83.0	73.0	70.1	62.0	49.8	43.2

熊田博光：第38回日本肝臓学会総会　2002

対症療法が行われるプロセス

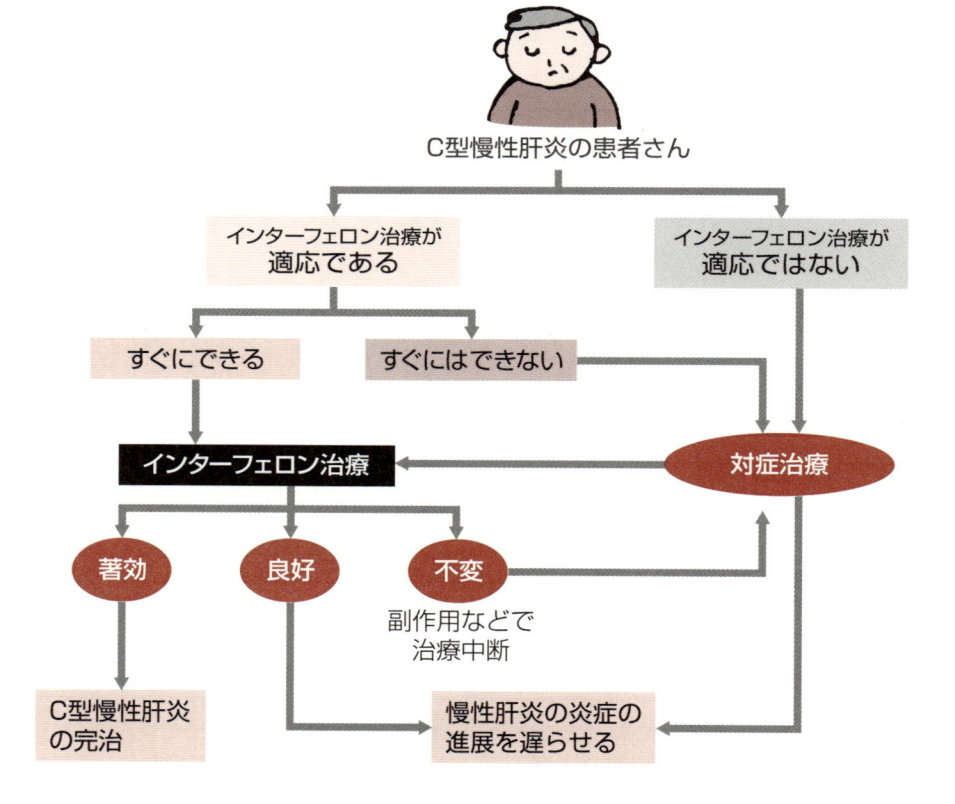

C型慢性肝炎の患者さん

- インターフェロン治療が適応である
  - すぐにできる → インターフェロン治療
  - すぐにはできない → 対症治療
- インターフェロン治療が適応ではない → 対症治療

インターフェロン治療：
- 著効 → C型慢性肝炎の完治
- 良好
- 不変（副作用などで治療中断）→ 慢性肝炎の炎症の進展を遅らせる

対症治療 → インターフェロン治療

対症療法
- 薬物療法
  - 肝臓疾患用薬（ウルソ、強ミノC）
  - 漢方薬（小柴胡湯など）
- 除鉄療法 — 瀉血・鉄制限食療法など

PART2　ウイルス性の肝臓病のいろいろ

第4話

劇症肝炎

急激に破壊される肝細胞。集中的な治療で再生を促す

急性肝炎のうちでも命に関わるもの

急性肝炎の中には、肝細胞の破壊が短期間に広がって、肝機能が著しく低下して生命の危険が生じる劇症肝炎と呼ばれるものもあります。本来は予備能力の強い肝臓ですが、肝細胞が広範囲にしかも急激に破壊されてしまうと、再生が間に合わずに肝機能不全の状態に陥ります。この場合は、いち早く集中的な治療で命を救う必要があります。

主に肝炎ウイルスが原因、急性型と亜急性型がある

肝炎ウイルスによる場合が約9割を占め、中でもB型かA型ウイルスが原因のことがほとんどで、C型でかかることは少数です。また、薬剤による場合もあります。中国製のダイエット食品による劇症肝炎も記憶に新しいところです。また劇症肝炎は症状の現れ方によって、急性型と亜急性型があります。

急性型は、発病後すぐに意識障害が起こり10日以内に肝性昏睡に陥ります。亜急性型は11日以降に起こったものです。ど

急性型と亜急性型

急性肝炎の発症

↓ 10日以内 → 劇症肝炎急性型
↓ 11日以上8週間以内 → 劇症肝炎亜急性型

肝臓の代謝機能の著しい低下

↓

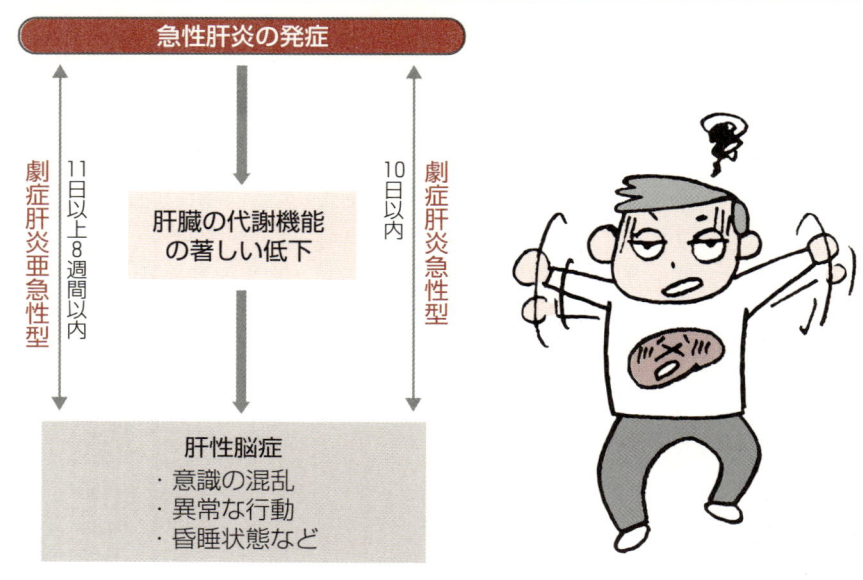

肝性脳症
・意識の混乱
・異常な行動
・昏睡状態など

急性型では、ほかの症状の出現とほぼ同時に意識障害が現れる。一方、亜急性型ではほかには目立った症状がないにもかかわらず、意識障害が現れ、それによって診断されることもある

肝機能低下の一般的な症状から意識障害へ

始めは発熱やだるさ、食欲不振、黄疸などの急性肝炎と同様の症状が出ますが、その後さらに症状が進み、やがて肝性脳症から意識障害が現れます。

これは劇症肝炎によって肝不全状態になったために、解毒できない体内のアンモニアなどが、脳の中枢神経に障害を及ぼすのです。

意識障害の症状としては、落ち着きがなくなったり、言葉が出にくくなったりという軽い症状から始まり、時間や場所がわからなくなったり、鳥が羽ばたくように手をふるわせる羽ばたき振戦(しんせん)が現れたり、眠ってばかりいる肝性昏睡に陥ったりします。

急性肝不全が起こると、それに合併して出血が止まりにくくなったり、肺炎、腎不全などが

こちらも治療は困難ですが、亜急性型は症状が極度に悪化するケースが多くなっています。

PART2 ウイルス性の肝臓病のいろいろ

血液検査、画像検査で診断、全身をモニターしながら治療

発症しがちになります。

急性肝炎から劇症肝炎への移行を知るには、血液検査や画像検査を時間を追って行い経過を見ていくことが必要です。

血液検査では、血液凝固にかかる時間の数値を見るプロトロンビンの低下がどの程度かを診断基準にします。この数値によって肝臓の機能の程度が推測されます。

画像診断としては、腹部超音波検査、CT検査などで、肝臓の形の変化などを見ていきます。急性肝炎にかかると肝臓は肥大しますが、劇症肝炎では肝細胞が壊死するため肝臓はしだいに萎縮していくことで判断されます。

検査によって劇症肝炎とわかったら、集中治療室で全身をモニターしながらの治療を始めます。治療の基本は、極度に低下した肝臓の機能を人工的に補い、体内にアンモニアなどの有害物質が溜まるのを防ぎます。そのため人工透析を行って有害物質を排除しながら、血漿交換で新鮮な血漿成分を外から補い、血液凝固因子やたんぱく質などを補給して、肝臓の再生を促します。

併せて、副腎皮質ホルモン薬や抗ウイルス薬を使って肝臓の炎症を鎮めたり、血液を固まり

肝性脳症の意識障害

・意識の混乱や錯乱
・異常な行動
・うとうとしてばかりいる

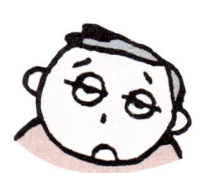

・落ちつきがなくなる
・言葉が出にくくなる

↓

・時間 ┐がわからなくなる
・場所 ┘
・羽ばたき振戦
・肝性昏睡

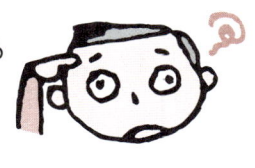

やすくする薬を使っての薬物療法や、合併症に対する薬物療法などが行われます。さまざまに手を施しても肝不全が改善されない場合、肝移植が最終の治療手段になります。

まだ日本では脳死肝移植が定着していないため、主に肉親などからの生体肝移植が行われています。

PART 3

生活習慣からくる肝臓病と肝臓がん

第1話

脂肪肝

典型的な生活習慣病。
重大な病気の前段階と考えよう

肝細胞に脂肪が溜まった状態で、放置すると肝硬変に進行することも

人間ドックの腹部超音波検査で、脂肪肝を指摘される人が増えています。指摘された人のなかには、お酒も飲まないし、体型もスマートな人が少なくありません。というのは、脂肪肝は皮下脂肪の量とは関係なく、肝細胞に脂肪が溜まった状態、つまり、肝臓がフォアグラの状態になっているもので、外見上の体型からは判断できないのです。

かつては、さほど心配のない病気という認識が強かったのですが、追跡調査の結果、脂肪肝の人は狭心症、心筋梗塞などの心疾患の合併率が、かかっていない人の2倍以上に達し、脂肪肝は生活習慣病の温床であることがわかりました。

ウイルス性肝炎と違い、食事や運動を中心とした生活習慣を改善すれば治ります。

アルコールや脂肪よりも、糖分の過剰摂取が最大原因

健康な肝臓の中性脂肪は3～5％ですが、脂肪肝になると中性脂肪が30％以上になります。

その主な原因は、慢性的な運動不足や偏った食事です。とくに糖分の摂り過ぎは肝臓内に確

脂肪肝の主な原因

1 カロリーの過剰摂取・肥満 ▶ カロリーの過剰摂取で脂肪酸が増え、中性脂肪が大量に作られる

2 大量に飲酒 ▶ 肝臓はアルコールの分解に忙しくなり、中性脂肪の処理ができなくなってしまう

3 糖尿病 ▶ インスリンが不足して全身の代謝が悪くなる。肥満も影響している

4 脂肪の代謝異常 ▶ 脂肪酸が増えて、中性脂肪が多くなる

5 栄養バランスが悪い ▶ 糖質（特に果糖、しょ糖）を過剰に摂取する一方で、たんぱく質やビタミンが欠乏している

実に中性脂肪を増やします。最近、中年女性だけでなく若い女性の間にも脂肪肝が増えているのは、糖分の摂り過ぎが主な原因と考えられます。

脂肪肝という病名やフォアグラ状態の肝臓から、脂肪の摂り過ぎだけに目が行きがちですが、果糖やしょ糖の摂り過ぎも問題です。食事として摂った糖質は、ぶどう糖に分解され小腸から吸収されて肝臓に送られます。一部は肝臓自体のエネルギー源として使われたあと、グリコーゲンや中性脂肪に作り変えられて肝臓に蓄えられます。からだがエネルギーを必要とするときは、その蓄えから必要な分だけを血液中に送り出します。

摂取エネルギーと消費エネルギーのバランスがとれていれば問題は起こらないのですが、摂取エネルギーが過剰になった場合は、肝臓に送られるぶどう糖や脂質から分解される脂肪酸が多くなり過ぎて、肝臓に中性脂肪が蓄えられます。とくに果糖は中性脂肪になりやすいので、

果物や果汁入りのジュースは要注意です。アルコール類の飲みすぎも肝臓の中性脂肪を増やします。アルコールが分解するとき、糖から中性脂肪が合成されやすくなるうえに、肝臓から出にくくなるという弊害も加わります。

以前は脂肪肝というと、大酒飲みの男性と相場が決まっていたのはこのような理由からです。しかし、最近はお酒を飲まない人や女性にも脂肪肝が増えたため、飲酒が原因の脂肪肝は、アルコール性脂肪肝と呼んで区別されることもあります。

肥満や糖尿病が原因の脂肪肝と最近話題のNASH

糖尿病の人は血糖値を下げるインスリンの分泌が低下しており、肥満の人はインスリン本来の働きが弱まっています。これをインスリン抵抗性と呼びます。

この状態になると、肝臓での脂肪酸の燃焼が悪くなって、中性脂肪が溜まりやすくなります。

そして肝臓での脂肪酸の取り込みが増えて中性脂肪の合成が高まり、脂肪肝になりやすいのです。

ところで近年、アルコールが原因でない脂肪肝の中で、肝臓に継続的に炎症が起こって線維化が生じ、肝硬変や肝臓がんへも進展することがある非アルコール性脂肪性肝炎の存在が注目されています。英語の病名の頭文字をとってNASH（ナッシュ）と呼ばれます。

もちろん脂肪肝の人全員がなるわけではなく、活性酸素により酸化ストレスのある場合に生じます。これは肥満や糖尿病の人がかかりやすく、お酒を飲む習慣がないのに、肝臓の組織にアルコール性肝障害と同じようなダメージを起こすものです。

当然のことながら、アルコールが原因の脂肪肝の人は、禁酒しなければNASHより早く肝硬変へと移行します。このような病態はASH（アッシュ）といわれ始めました。NASHの発生は、脂肪肝であることが基本ですから、ま

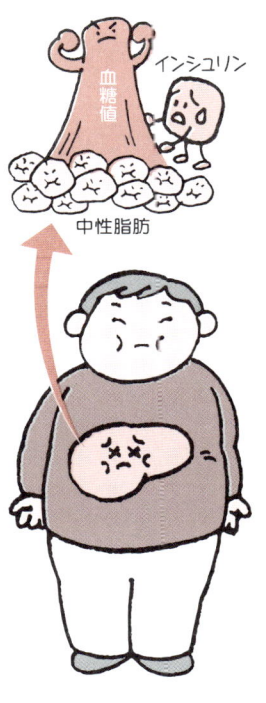

PART3　生活習慣からくる肝臓病と肝臓がん

血液検査では、GOT、GPTの上昇の具合を見ます。アルコールが原因ではない脂肪肝の場合はGOTよりもGPTのほうが高くなります。また、アルコールによって脂肪肝が起こっている場合はGOTのほうが高くなりがちです。

このほかに、中性脂肪、総コレステロール、γ-GTP、コリンエステラーゼなどの数値が高い場合に脂肪肝が疑われます。また、善玉コレステロールであるHDLが低下します。

さらに、腹部超音波検査で肝臓の表面が白く光って見える脂肪肝特有の画像が確認されたら、診断がつきます。

NASHの診断は、線維化マーカーなどの血液検査である程度つきますが、まだ肝生検に頼っているのが現状です。

症状と病気の経過──
ほとんど自覚症状はない

脂肪肝では、肝臓の細胞が炎症を起こすことはないので、発熱、黄疸、食欲不振といった症

ず脂肪肝であることを自覚し、治すことです。もしNASHと診断されたら、その発生に活性酸素が関係していることから、まず抗酸化物質を多く含む食事やサプリメントを摂りたいところです。ビタミンC、β-カロチン（にんじんなど）、リコピン（トマトなど）、ポリフェノール等がお勧めです。その前に肥満や糖尿病の治療をしなければならないことは言うまでもありません。

検査と診断──
血液検査と腹部超音波検査

脂肪肝の検査としては、血液検査と腹部超音波検査を行います。

状は出ません。まれに倦怠感や腹部膨満感などを感じる人もいますが、自覚症状がないことがほとんどです。

脂肪肝にかかった肝臓は、重量も増えますが、脂肪がたまった肝細胞は風船のようにふくらんで肝臓自体も大きくなります。大きくふくれた肝細胞どうしが圧迫しあい、肝細胞の間にある類洞と呼ばれる毛細血管が圧迫されて、血液の流れが悪くなります。その結果、肝細胞への酸素や栄養の供給が障害され、肝細胞の働きが低下してしまうのです。

治療は生活改善が大前提となる

脂肪肝は、代表的な生活習慣病との認識がなされています。すでに、糖尿病や肥満、コレステロールや中性脂肪が高い高脂血症があり、脂肪肝も合併している人が多いのも事実です。しかし、まだ合併症が認められない人でも、放置すればこれらの生活習慣病に陥る可能性が高い

のです。

治療は生活習慣の改善が第一です。食べ過ぎ飲み過ぎを避けると同時に、太り過ぎの場合は減量をはかる食事を心がけたり、運動の習慣をつけて肝臓に溜まった脂肪の燃焼をはかります。体内の脂肪を燃焼させるには、20分以上続けて行う有酸素運動が効果的ですから、30分前後のウォーキングやジョギングなどを日課にするとよいでしょう。毎日、7千から1万歩の速歩は非常に効果的です。

脂肪肝の場合は、少し減量するだけでも改善されることが多いのですが、急激に減らすとリバウンドの心配があるので、食事療法と運動療法を組み合わせて無理のないペースで、体重を減らしていくようにします。1か月に0.5キロを目安にした減量ですと、長続きするのでお勧めです。

脂肪肝そのものは生命をおびやかすような病気ではありませんし、生活改善に励めば3か月前後で治る病気です。しかし実際は脂肪肝に対

脂肪肝の生活療法のポイント

脂肪肝の治療

- **合併症の治療**
  - 高脂血症や糖尿病などがあれば治療に専心する
- **減量**
  - 1か月で0.5kg
  - 急激な減量はリバウンドの元
- **運動療法**
  - 20分以上の有酸素運動
  - 運動量：30分前後のウォーキングかジョギング
- **食事療法**
  - 特に果物や砂糖などの糖質と、カロリーの高い脂肪を減らす
  - アルコール：飲酒が原因の場合は禁酒。それ以外は日本酒なら1日1合まで
  - 糖質：玄米などの未精製の穀物中心 砂糖・果物の摂取は控えめに
  - たんぱく質：1〜1.2g／標準体重1kg／1日
  - 脂肪摂取：総エネルギーの20％以下
  - エネルギーの目安：25〜35Kcal／標準体重1kg／1日

脂肪　エネルギー

する認識が薄く、何年も脂肪肝の状態が続きNASHへと移行する患者さんが急増しています。また生活習慣の改善に努力してもどうしてもよくならない患者さんに対しては、薬物療法をすることもあります（基本的には保険は適用されません）。

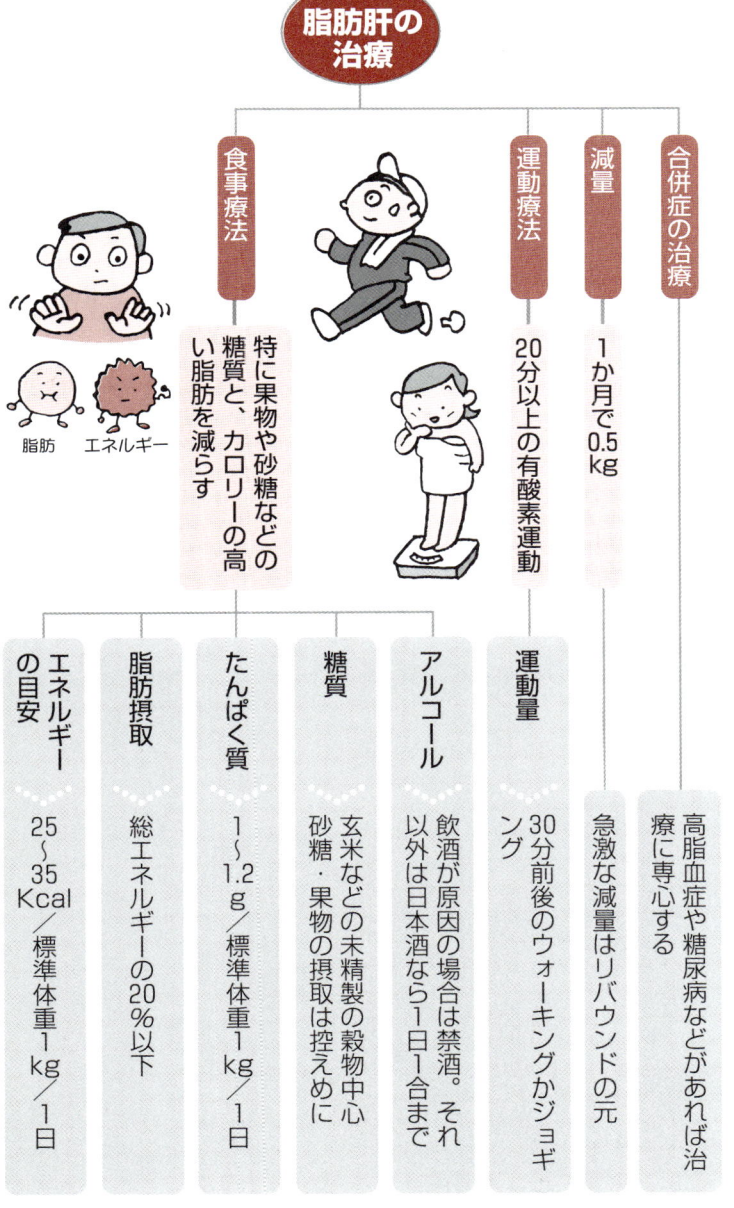

第2話 アルコール性肝障害

飲酒量の増加とともにじわり増える傾向にある

女性は男性より短期間かつ少量の飲酒で罹患する

かつては、欧米での罹患率が高かったアルコール性肝障害が、近年はお酒の消費量が増加した日本でも、幾分ではありますが増えつつあります。

また、アルコール性肝障害は圧倒的に男性に多かったのが、最近は女性の飲酒家が増えていることから、今後は女性の患者さんの増加が予測されています。男性に比べアルコール分解能力が低い女性の場合は少量の飲酒で、しかも比較的短い飲酒期間でアルコール性肝炎から肝硬

肝硬変に至るまでの飲酒期間と飲酒量

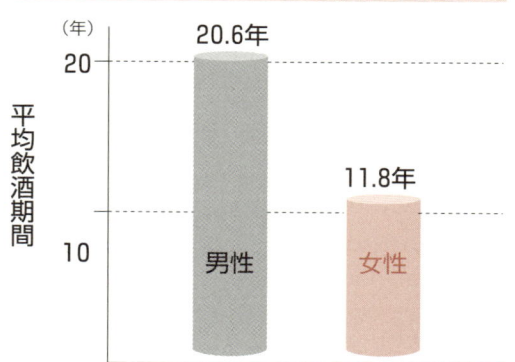

（年）
- 男性: 20.6年
- 女性: 11.8年

平均飲酒期間

飲酒量（日本酒）で肝硬変になる確率

	男性	女性
6合以上	65%	100%
6合以下	0%	35%

66

変に至るといわれます。お酒が好きな女性にとっては、油断ができない病気になりそうです。

これがアルコール性肝障害の第一段階であるアルコール性脂肪肝です。

原因は、大量の飲酒によるアルコールとアセトアルデヒドの毒性

アルコール性肝障害は、アルコールそのものと、その代謝産物である毒性が強いアセトアルデヒドによって起こる肝臓の障害です。吐き気を催したり、顔が赤くなったり、頭痛がしたりするのも、アセトアルデヒドが血中に増えてくることにより起こります。さらにこのアセトアルデヒドは、肝機能にも直接作用します。アルコールを大量に、長期間にわたって飲み続けていると、肝細胞に炎症が起き、壊死に陥ることで線維化が進むのです。

エネルギー量の高いアルコールを毎日のように大量に飲んでいると、肝臓には他の食べ物から摂ったエネルギーが余って、脂肪として蓄積していきます。さらに肝臓は、アルコールの分解処理に追われて脂肪の処理が十分にできなく

飲酒を続ければ、脂肪肝から肝硬変に進む

アルコール性脂肪肝の初期には、GOTの数値が高めになるほか、γ-GTPの数値が高くなります。ここで禁酒すればほぼ1か月で肝臓は健康な状態に戻せます。

この段階でも自覚症状はほとんどありません。飲酒を続けていると、やがてアルコール性肝炎に進展します。そして肝細胞に炎症が起きて壊死が生じ、肝臓に線維化が始まってしまいます。線維化が進行してくると、肝機能は次第に低下していきます。この時期になると、食欲不振や全身倦怠感が現れることもあります。

ここまで進行してしまっても、飲酒をやめればある程度までの回復は望めます。もちろんこりずにお酒を飲み続ければ、肝硬変に進むこと

アルコール性肝障害の進行状況

```
アルコールの大量飲酒
    ↓
アルコール性脂肪肝 ────→ 断酒 → 1か月で肝臓は正常な状態に
  ● GOTの数値が高くなる
  ● γ-GTPの数値が高くなる
    ↓
アルコール性肝炎 ────→ 断酒 → ある程度までの回復は望める
  ● 肝細胞が壊死して炎症が起こる
  ● 食欲不振・だるさなどの症状
  ● 発熱・黄疸・むくみ・腹痛・下痢
    ↓
アルコール性肝硬変
  ● 手掌紅斑・クモ状血管腫・女性化乳房・食道静脈瘤
```

は避けられません。

アルコール性肝障害の最終段階はアルコール性肝硬変です。大量の飲酒を長年続けると、肝臓の線維化が進み、組織が硬くなって機能できなくなります。肝硬変になると、手掌紅斑(しゅしょうこうはん)、クモ状血管腫、女性化乳房などの特有の症状が現れたりします。

血液検査や腹部超音波検査などで診断

アルコール性肝障害の診断は、まず問診で、お酒を飲む量、頻度、何年ぐらい続けているかなどをたずねます。ただし、この病気にかかる人の中には、アルコール依存症の人も含まれるので、家族や周辺の人に聞いて正しい診断に役立てることもあります。

また血液検査では、GOT、GPTのほか、宴会指数ともいわれるγ-GTPも調べます。アルコール性肝障害の場合は、γ-GTPの数値が非常に高くなります。

治療は飲酒をやめることが第一、抗酒薬を使うことも

治療の基本は飲酒をやめることです。アルコール性脂肪肝や、肝臓が線維化し始めた早い時期のアルコール性肝炎なら、お酒を断つだけで肝機能の改善が可能です。

飲酒をやめると同時に、栄養状態を改善する必要があります。お酒を大量に飲む人は、食事をおろそかにして栄養不良に陥っているケースも少なくありません。

脂肪肝にかかっている場合はエネルギー制限が必要になりますが、病気の進行の程度や肝臓の状態に合わせて、適正な栄養療法を行っていく必要があります。

アルコール依存症から肝障害を起こしている人の中には、自分の意志だけでは断酒できない人もいます。そのような場合は、抗酒薬を使うこともあります。

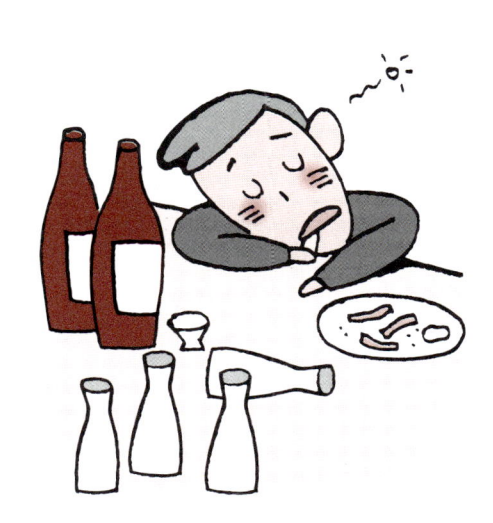

また肝庇護薬で肝臓の機能回復をはかったり、ビタミンE、B、C、K剤などで肝臓の栄養不足を補ったりすることもあります。

そのほか、腹部の超音波検査で、肝臓に脂肪が溜まっていないかを見たり、CT検査で肝臓の腫れや形の変形、また、必要があれば肝生検で線維化の程度などを調べます。

アルコール性肝障害の治療

1 断酒

- 治療の基本。線維化が始まっていてもある程度の回復は望める
- アルコール依存症の場合は抗酒剤を使うこともある

2 食事・栄養療法

アルコール性脂肪肝
- 総摂取カロリー ▶ 1800kcal／1日
- たんぱく質 ▶ 80g／1日
- 高ビタミン
- 低脂肪 ▶ 総エネルギーの20％以下

アルコール性肝炎（急性期）
- 総摂取カロリー ▶ 1500〜1800kcal／1日
- 高たんぱく・低脂肪食
- 回復期にはエネルギー・脂肪を増量していく

アルコール性肝硬変 代償期（→P72）
- アルコール性肝炎に準じる
- 高たんぱく食
- 塩分制限（6g／1日以下）

非代償期（腹水・浮腫が出現）
- 厳しい塩分制限（3〜6g／1日）

肝性脳症が出現したら
- 低たんぱく食
- 塩分制限

3 薬物療法

肝庇護薬投与
ビタミンE、B、C、K剤

PART3　生活習慣からくる肝臓病と肝臓がん

第3話

肝硬変

病気の進行を抑えて肝臓がんへの道を閉ざす

ウイルス性慢性肝炎から起こることが多い

日本でC型肝炎からの肝臓がん患者が増加する以前は、肝硬変は肝臓病の終着駅と考えられていました。

しかし、現在は治療法の進歩で肝硬変は必ずしも死に至る病ではなくなっています。たしかに肝硬変になってしまうと完全に治すことは不可能ですが、ある程度の回復は十分に期待できますし、病気の進行を抑えて肝臓がんに至る道を閉ざすことも可能な時代になってきたのです。

肝硬変は、その名の通り肝臓が硬くなる病気

肝硬変の主な原因はウイルス性肝炎

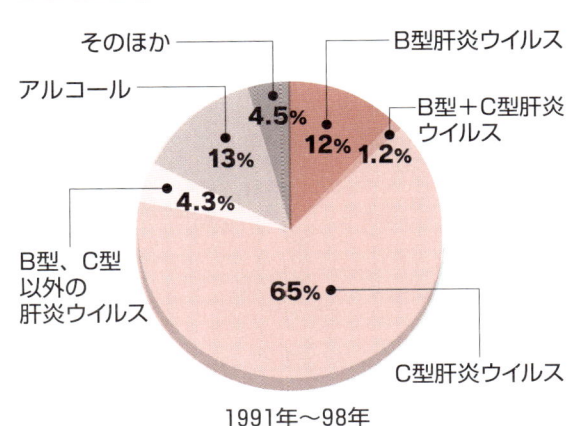

- そのほか 4.5%
- アルコール 13%
- B型、C型以外の肝炎ウイルス 4.3%
- B型肝炎ウイルス 12%
- B型＋C型肝炎ウイルス 1.2%
- C型肝炎ウイルス 65%

1991年～98年

(「肝がん白書」より)

肝機能の状態によって代償性と非代償性に分けられる

肝硬変は、肝臓の機能がどの程度維持されているかによって2種類に分けられます。

肝細胞はかなり破壊されているものの、残された肝細胞でなんとか肝機能を維持している状態の時期は、代償性肝硬変と呼ばれます。この時期は慢性肝炎と同じで、自覚症状はほとんど現れません。

この状態から、さらに病気が進み、肝細胞の破壊が広がって、残された肝細胞だけての機能が果たせなくなった状態を、非代償性肝硬変と呼びます。

この段階まで病気が進行すると、肝臓病特有のさまざまな自覚症状が現れるほか、生命に関わる危険な症状も出始めます。

です。

ウイルス性肝炎などで、肝臓に炎症が起こり肝細胞が壊死に陥ると、肝臓はそれを修復しようとします。

このような破壊と修復が長期間にわたって繰り返されると、肝臓はしだいに線維が増生し硬くなります。

さらに病気が進むと、肝臓の表面に再生結節といわれるこぶ状の塊がたくさんできて、形が変形してきます。

また、硬くなると同時に肝臓が萎縮してきます。健康な人の肝臓の重さは1200g程度ですが、肝硬変にかかると1000g以下になってしまいます。

このような病変は、ウイルス性慢性肝炎などで、長期間にわたって炎症が長く続いた後に起こりますが、とくにC型慢性肝炎が原因になることが多くなっています。

ウイルス性肝炎のほかには、アルコール性肝障害による慢性肝炎が原因になることも少なくありません。

肝炎から肝硬変に至る過程

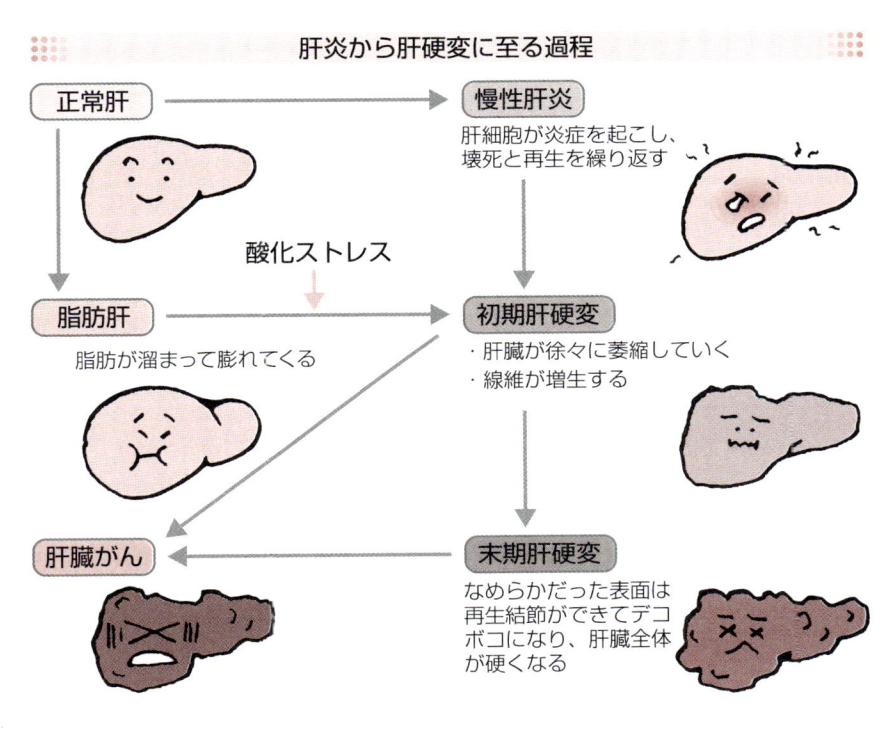

正常肝 → **慢性肝炎**
肝細胞が炎症を起こし、壊死と再生を繰り返す

酸化ストレス

脂肪肝
脂肪が溜まって膨れてくる

初期肝硬変
・肝臓が徐々に萎縮していく
・線維が増生する

肝臓がん

末期肝硬変
なめらかだった表面は再生結節ができてデコボコになり、肝臓全体が硬くなる

初期は無症状、進行すると特有の症状が出る

慢性肝炎から肝硬変に至るには、数十年という期間を経ていますが、C型慢性肝炎にしろ、アルコール性肝障害にしろ、肝硬変に進むまでは無症状で経過します。さらに肝硬変に進行しても、前述したように代償性肝硬変ではほとんど自覚症状はありません。

しかし病気が進行してくると、全身倦怠感や食欲不振、腹部膨満感などの自覚症状が出るほか肝硬変に特有のさまざまな症状が現れてきます。

代表的な症状としては、手のひらが赤くなる手掌紅斑、胸や首にクモの巣のような形に血管が浮き出るクモ状血管腫、男性の乳房が膨らんでくる女性化乳房などです。女性化乳房とは、肝機能が衰えて女性ホルモンの分解がうまくいかなくなり、血中のエストロゲン濃度が高くなるために起こる現象です。男性でも少量の女性ホルモンが分泌されているからです。

そして、非代謝性肝硬変になると、黄疸やむくみが出たり、腹水が溜まってお腹が苦しくなるなどの重い症状が出るようになります。さらに病気が進むと、生命にも関わる食道・胃静脈瘤の出血や、肝性脳症で意識が混濁するなどの危険な症状も現れます。

肝硬変の人が注意しなければいけない一般的な自覚症状は、次のようなものです。

・**濃い茶褐色の尿**

ウーロン茶かコーラのような色をした尿が出たら、黄疸が疑われます。皮膚や白目の色もよく観察して、変化があれば早めに診察を受けてください。

・**胃やお腹の膨満感**

肝硬変にかかると、肝臓の右葉は萎縮し左葉は肥大する傾向がありますが、膨れた左葉が胃を圧迫するため、お腹の膨満感が起こります。食欲もわかず、少し食べただけで腹が張って苦しくなります。

・**急に体重が増えた**

食事の量には無関係に、急に体重が増えたり、お腹がぽっこりと出てきたときには、腹水が溜まり始めた疑いがあります。単純な肥満の場合は肌の色つやもよいのに比べ、腹水の場合は上半身はやせていて肌はくすみ、かさかさしています。

・**下肢のむくみ**

夕方になると足がむくむのは、健康な人でもみられることですが、そのむくみが一晩寝ても治らない場合は注意が必要です。

・**あざができやすい**

肝硬変では、血小板が減少することで、出血しやすくなったり血が止まりにくくなります。ぶつけた覚えもないのに青あざができていたり、怪我の出血がなかなか止まらなくなったりします。

・**顔の色がドス黒くなる**

肝硬変が進行すると、全体的にドス黒くつやのない顔色になります。

・**お腹の皮膚に血管が浮き出る**

さらに肝硬変が進行すると、おへその周囲の

進行した肝硬変の症状

- 全身倦怠感
- 食欲不振
- 急に体重が増えた
- 腹部の膨満感
- 下肢のむくみ
- 茶褐色の尿
- 黄疸
- あざができやすい
- 顔の色がドス黒くなる
- 手のひらが赤くなる
- 女性化乳房
- 腹の皮膚に血管が浮き出る

皮膚の血管が拡張し、静脈が腫れあがって放射線状に広がっているのが、皮膚を通して見えるようになります。これは、肝臓が硬くなって中を通りにくくなった血液が、ほかの静脈を使って心臓へ戻ろうとするために生じたものです。

肝機能のチェックとがんの早期発見のための諸検査

肝硬変では、肝機能の状態をチェックしていくことが非常に大切です。そのために血液検査

で、GOT、GPTをはじめ、ビリルビン、γ-グロブリン、アルブミン、総コレステロールなどの数値から肝臓の状態を見ます。

そのほか、肝硬変では出血しやすくなるため、血小板数や赤血球数を調べて貧血の有無を見ます。肝硬変になると、肝臓の表面がでこぼこしたり、萎縮したりする変形が起こるので、腹部超音波検査やCT検査などの画像検査も行います。また、この検査では腹水が溜まっていないかや、側副血行路と呼ばれるバイパスの状況を見ることもできます。

さらに肝硬変の程度を詳しく調べるために、肝臓の組織の一部をとって顕微鏡で調べる肝生検を行うこともあります。

肝硬変の検査と並行して、肝臓がんが発症していないかを調べる必要があります。肝硬変から肝臓がんが発症する確率は非常に高いので、がんのチェックは継続して行っていきます。

治療は肝機能の程度に応じて生活療法や入院療法を行う

肝機能が保たれている代償性肝硬変の治療の基本は、生活療法です。食生活を中心に、肝臓に負担をかけない生活を心がけます。肝硬変の初期にはただ安静にするのではなく、軽い運動なら、全く問題ありません。運動で筋力の衰えを遅らせることもできます。

筋肉には、グリコーゲンの貯蔵や代謝の促進など、肝臓と同じような働きがありますから、筋肉量を落とさないことが肝臓の負担を減らすことになるのです。

非代償性肝硬変の治療は、症状に応じての治療を行います。食道・胃静脈瘤からの出血や腹水、肝性脳症による記憶障害などの重い症状が現れた場合は、入院した上で、それぞれの状態に応じた治療が施されます。

肝硬変から食道・胃静脈瘤になる

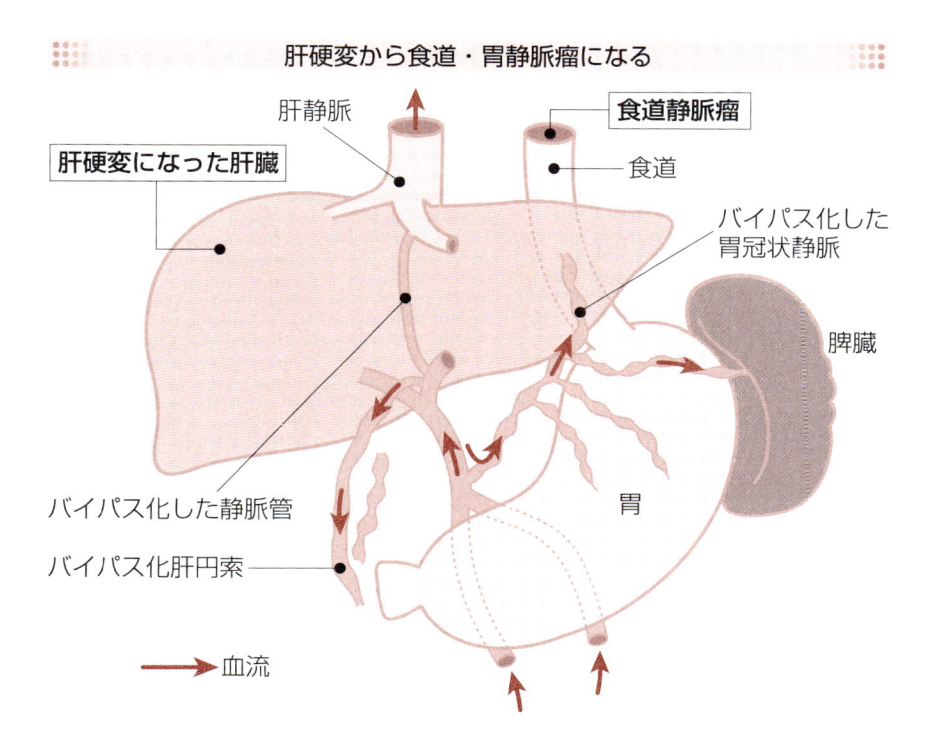

肝硬変になった肝臓
肝静脈
食道静脈瘤
食道
バイパス化した胃冠状静脈
脾臓
バイパス化した静脈管
バイパス化肝円索
胃
→ 血流

食道・胃静脈瘤──行き場を失った血液が静脈瘤をつくる

食道・胃静脈瘤は、肝硬変によって起こります。肝臓が硬くなって肝臓の中を血液が通りにくくなると、門脈から肝臓に入ろうとする血液が滞り、門脈内の圧力が高くなります。

行き場を失った血液は、やむをえず肝臓を迂回して脾臓に流れ込んだり、心臓に戻る道を求めて逆流します。そして、側副血行路と呼ばれている血流の少ない細い血管を、バイパスとして使うのです。

しかし、門脈の高い圧力に押されてこのバイパスに大量の血液が流れ込むと、細い血管壁が圧迫されて蛇行しながら膨れたり、こぶのようにでこぼこする静脈瘤になります。

肝硬変の進行に伴って、こぶは次第に大きくなり、何らかのきっかけで破裂し、大出血を起こすことがあるという、非常に危険なものです。破裂した場合、多くは口から大量の血を吐きま

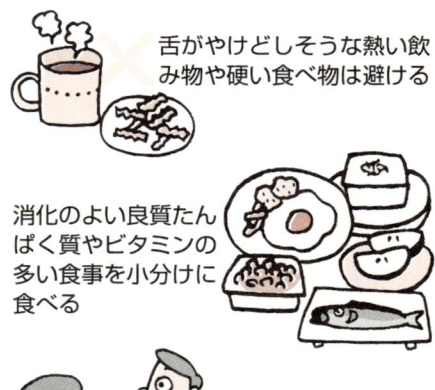

す。ときには吐血ではなく、胃に溢れた血が腸に入り、黒い色の便が出ることもあります。吐血にしろ下血にしろ、大量出血したら、一刻も早く病院で緊急の処置を受けてください。

・早く発見して破裂を防ぐための治療を受ける

静脈瘤の破裂を防ぐには、肝硬変にかかったら定期的に食道と胃の内視鏡検査を受けて早期発見につとめることと、破裂が心配される場合はそれを予防するための治療を急ぐことです。

予防的な治療としては、内視鏡を使ってこぶの根元にゴムバンドをかけてこぶを壊死させてしまう内視鏡的結さつ術と、同じく内視鏡を使って硬化剤を注入し、こぶを固めてしまう内視鏡的硬化療法があります。このほかに、こぶができた部分の食道を切除する食道離断術という手術が行われることもあります。

また、破裂を防ぐために、高血圧の治療薬であるβ-ブロッカーという降圧薬を補助的に使うこともあります。

静脈瘤ができてしまったら、何としても破裂

だけは防がなければなりません。病状に合わせた最適の治療を主治医とよく相談し、その指示に従うことが大切です。

・生活上の注意と緊急時の対処法

破裂の危険がある病状の場合は、胃や食道の粘膜を刺激するような食べ物、たとえば舌がやけどしそうな熱い飲み物や、硬い食べ物は避けたほうがよいでしょう。消化のよい良質のたんぱく質やビタミンの多い食事を、1日に何回か

食道・胃静脈瘤になったら…

舌がやけどしそうな熱い飲み物や硬い食べ物は避ける

消化のよい良質たんぱく質やビタミンの多い食事を小分けに食べる

万一の場合の対処法を家族や周囲の人に伝える

PART3 生活習慣からくる肝臓病と肝臓がん

に小分けして食べるようにするのも肝硬変の肝臓をいたわる一方法です。

また、万一の場合に備え、破裂して大量の吐血や下血をした場合の対処法や、どこの病院に行けばいいかなどを、主治医にアドバイスしてもらい、家族や周囲の人にも伝えておくことが大切です。

肝性脳症—アンモニアが脳中枢神経を障害する

肝硬変が進行してくると、物忘れなどの意識障害や異常な行動をとることがあります。これは肝臓の機能が落ちて、アンモニアの分解、解毒ができなくなり、血液中に溢れたアンモニアが脳に達して中枢神経を障害する肝性脳症にかかった証拠です。

初期の頃は、物忘れがひどくなったり、時間や場所がわからなくなるなどの症状が出ては消えるという状態ですが、進行すると傾眠状態からやがて意識がなくなり昏睡状態になります。

高齢者の場合などは、老人性の痴呆とまぎらわしいために放置していて取り返しのつかないことになることもあるので、家族や周囲の人が異常行動などに注意することと、定期的な血液検査を受けて、血中のアンモニア量をチェックすることが必要です。

たんぱく質を控える食事療法と薬でアンモニアを減らす

アンモニアは、腸でたんぱく質が消化されるときにできるので、たんぱく質をたくさん摂ると、アンモニアの産生量も多くなります。

そこで、肝性脳症にかかったら、たんぱく質の量を3〜4割程度減らす食事療法をします。さらに腸内にアンモニアが溜まらないようにするため、食物繊維を多く摂るのも有効です。また、アンモニアの産生量を抑えたり、排便をうながす薬を使うこともあります。

一方、食事から十分に摂れないたんぱく質は、分岐鎖アミノ酸の製剤を内服や注射で補います。

第4話 肝臓がん

慢性肝炎の早期かつ適切な治療でがんの発生は予防できる

肝臓がんの9割を肝細胞がんが占める

1980年以降は、C型慢性肝炎から肝硬変を経て肝臓がんを発症した患者さんによって肝臓がんの死亡者数がぐんと増加しています。

肝臓がんの種類は肝細胞がんと肝内胆管がんの2種類ですが、9割は肝細胞がんです。

また、肝臓がんには肝臓から発生した原発性肝細胞がんと、ほかの臓器から発生したがんから転移した転移性肝臓がんがあります。ここでは肝臓から発生した肝臓がんについて述べることにします。

肝臓がんで亡くなる人は増えている

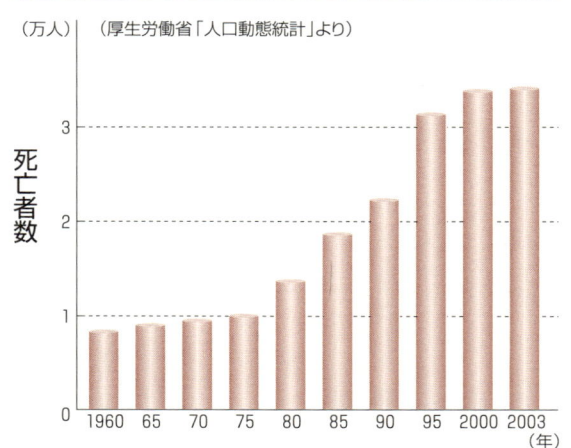

（万人）　（厚生労働省「人口動態統計」より）

死亡者数

| 年 | 1960 | 65 | 70 | 75 | 80 | 85 | 90 | 95 | 2000 | 2003 |

男性の肝がん死亡者が女性の罹患率の3倍以上。また国際的に見ても、肝がんによる死亡者は多い

肝臓がんの原因はウイルス性肝炎

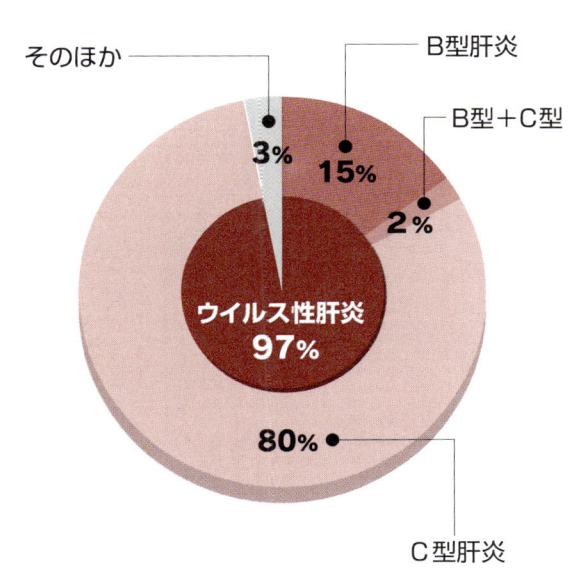

- そのほか 3%
- B型肝炎 15%
- B型＋C型 2%
- ウイルス性肝炎 97%
- C型肝炎 80%

（近畿大学消化器内科調べ）

主にウイルス性慢性肝炎から発生する

肝臓がんの原因は、B型、C型などのウイルスによる慢性肝炎から発生してくることがほとんどで、B型は全体の1割強程度、C型は8割以上を占め、残りはアルコール性の肝障害と考えられています。まれに原発性胆汁性肝硬変や自己免疫性肝炎から発生することもあります。

C型ウイルスの感染によるものが多いのは、肝臓の線維化と関係していることは、C型肝炎のところで述べましたが、C型肝炎ウイルスが陽性である場合のがん発生のリスクは、感染していない人の約500倍にものぼるとされています。

しかし、ウイルス肝炎にかかっても、慢性肝炎、肝硬変を経て肝臓がんに至るまでには30年、40年という長い期間がありますし、必ずしもがんが発症するわけではありません。

その間に、早期の適切な治療で、がんの発生を防ぐことがもっとも重要です。

肝臓がん特有の症状はない

肝臓のがんに限ったことではありませんが、がんの初期には、それとわかる自覚症状は現れません。とくに肝臓がんの場合は、慢性肝炎や

肝臓がん検査のいろいろ

検査項目		目的や特徴など
血液検査	血液検査	GOT、GTP、アルブミン値、総コレステロール値、血小板数で肝機能をチェック
	腫瘍マーカー	αフェトプロテイン、PIVKAⅡなど
画像診断	超音波検査（エコー）	もっともよく使われる
	CTスキャン	エコーを補う
	MRI（核磁気共鳴）	腫瘍の性質を見る
血管造影		血管の走行や血流状態を見る。肝動脈塞栓法を同時に行うこともある

肝硬変を患っている時期が長く続いたあとに発生するために、自覚症状から罹患の時期を探るのは困難です。これといった自覚症状はないとお考えください。

腫瘍マーカーなどの血液検査や画像検査で診断

血液検査で、GOT、GPT、アルブミン値、総コレステロール値、血小板数などを調べ、肝機能の定期的な検査と平行して、αフェトプロテインやPIVKAⅡなど腫瘍マーカーでがんの有無を調べます。

がんが小さいときには、腫瘍マーカーが検出されないこともあるので、画像診断と併せて診断します。

肝臓がんでの画像診断では、腹部超音波検査、CT検査、MRI検査、肝血管造影検査などが必要に応じて行われます。

がんの進行度と肝機能の状態から治療方針を決める

肝臓がんの治療は、がんの進行度と肝機能がどの程度残されているかを見て、治療法が選択されます。

肝臓がんの治療法としては、「切除手術」「局所療法」「肝動脈塞栓術」の3つに大きく分けられます。局所療法は、エタノール注入法、マイクロ波凝固療法、ラジオ波焼灼療法、があります。

切除手術

手術では、がんに侵されている部分とその周辺部を切除するのに耐えうるだけの、肝臓の予備能力が残っているかどうかが問題になります。健康であれば、3分の2を切除しても機能的に問題ないといわれますが、慢性肝炎や肝硬変を経過する間に肝臓の機能が落ちているので、少し切除しただけでも、黄疸や腹水といった重い症状が出て、肝不全になる危険性があります。

そこで、手術の対象になるのは、肝機能が十分に残っていて、がんの数が少なく、がんが肝臓の表面近くにあって、肝臓の一部にとどまっているケースです。

局所療法

● **エタノール注入療法**

次に局所療法を見ていきましょう。まずエタノール注入療法ですが、これは、副作用が少なく簡便な方法のうえ、患者さんへの負担が少ないことや、繰り返し行えるというメリットから、広く行われています。

超音波で肝臓の映像を見ながらがんの位置を確認したうえ、からだの表面から肝臓まで届く針を刺して、エタノール（エチルアルコール）をがんに直接注入します。

エタノールのたんぱく質を凝固させる作用を利用して、がん細胞を固めて壊死させるものです。ただし、この治療が有効なのは、がんが3センチ以内で3個までとされています。エタノールは正常な細胞も破壊するので、大量に注入できないからです。

● **マイクロ波凝固療法**

次のマイクロ波凝固療法は、電子レンジと同じ原理で、がんを焼き固める治療法です。超音

波画像でがんの位置を確かめながら、長い電磁針を皮膚から肝臓のがんに刺し、マイクロ波を出してがんを一撃します。マイクロ波は非常に高熱になるため焼灼範囲が広くなり、周囲の正常な組成や血管などを傷つけてしまうことがあります。

● ラジオ波焼灼療法

ラジオ波焼灼療法は、ラジオ波を使ってがんを焼き殺す治療です。マイクロ波に比べて温度が低く、時間をかけて焼灼できるためコントロールしやすく、正常な組織まで焼いてしまう危険性が低いのと、1回の照射で焼ける範囲も広いので、3〜4センチほどのがんも治療できます。

我が国での歴史が浅いので、本当の治療効果がまだ分からないのが現状です。また、保険適応でないため治療可能な施設は限られています。

● 肝動脈塞栓法

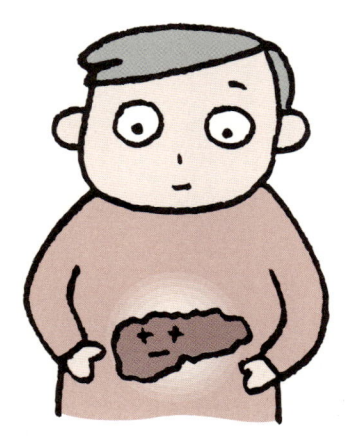

肝動脈塞栓法は、がん組織に血液を送っている動脈だけを塞いで、栄養失調にしてしまう治

体に合った療法によってがんと共存することも

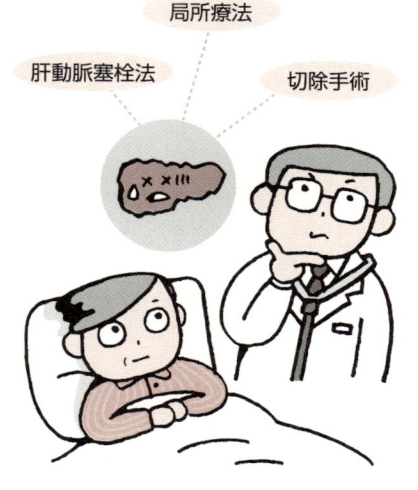

病気の進行具合などによって使われる療法もちがう

肝臓がんの治療の体系

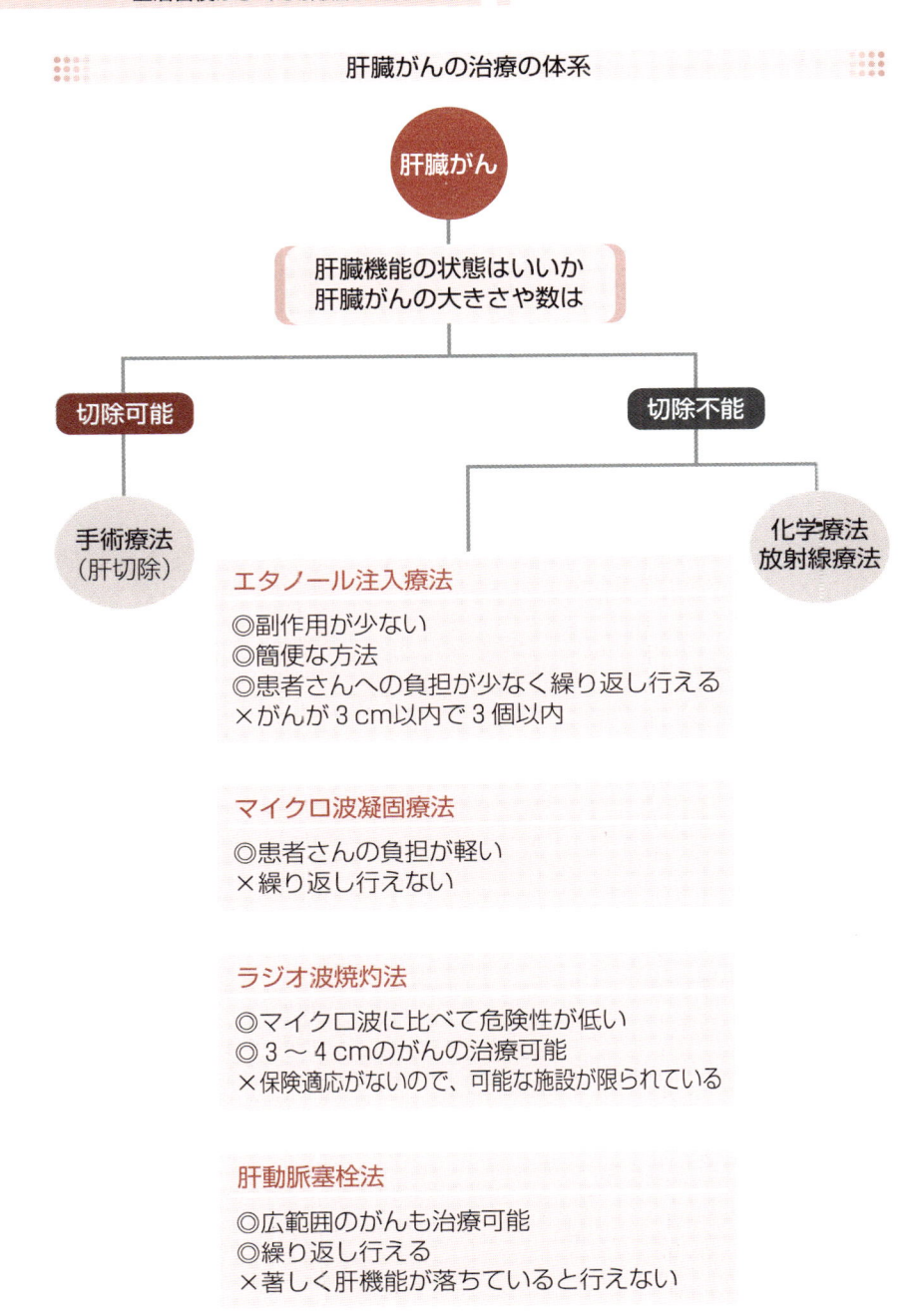

```
肝臓がん
  │
肝臓機能の状態はいいか
肝臓がんの大きさや数は
  ├─────────────┐
切除可能        切除不能
  │              ├──────────┐
手術療法                   化学療法
（肝切除）                 放射線療法
```

エタノール注入療法

◎副作用が少ない
◎簡便な方法
◎患者さんへの負担が少なく繰り返し行える
×がんが3cm以内で3個以内

マイクロ波凝固療法

◎患者さんの負担が軽い
×繰り返し行えない

ラジオ波焼灼法

◎マイクロ波に比べて危険性が低い
◎3～4cmのがんの治療可能
×保険適応がないので、可能な施設が限られている

肝動脈塞栓法

◎広範囲のがんも治療可能
◎繰り返し行える
×著しく肝機能が落ちていると行えない

療法です。
　太ももの付け根の血管からカテーテルを肝動脈まで挿入し、抗がん剤を注入してがんにダメージを与えたあと、そこに塞栓物質を注入して血流を止めます。がん以外の部分は門脈からの血流で栄養が補給されるので餓死する心配はなく、肝動脈に詰めた物質は自然に溶けて、血流が再開されるのでからだへのダメージはあまりありません。
　広範囲のがんにも適応することや、再発しても繰り返し行えるなどの利点がありますが、著しく肝機能が低下していると行えないことがあります。
　この療法を定期的に行って、がんとの共存を果たしている例も少なくありません。

PART 4

肝臓病と上手につきあう生活法

第1話

慢性肝炎の場合の日常生活新常識

肝炎だから安静にするという生活は過去の間違った常識

肝臓病は安静が第一とは限らない

これまでいろいろな肝臓病やその治療法をみてきました。慢性肝炎の大部分を占めるC型慢性肝炎では、ウイルスを直接たたくのはインターフェロン治療法以外ありません。しかも、有効なのは3～4割程度で、あとは慢性肝炎から肝硬変という進展をいかに食い止めるかが治療の主な目的となります。

こうした場合、長期的にこの病気と向き合って生活することになります。もちろん、これ以上肝炎を進行させない生活法を実践することも大切ですが、生活そのものをいかに充実させ、満足度の高いものにするかという視点も必要になるでしょう。

幸いなことに、最近肝臓病の病気の解明や治療法が進み、慢性肝炎だからしてはいけないとされてきたものが、どんどん見直されてきました。代表的なものが「肝炎だから安静にしていなくてはならない」という間違った常識です。以前は、安静にすることが肝臓の回復を助けることだと信じられていました。

とくに食後は、肝臓が活発に働かなければならないので、横になって30～60分休憩するように指導を受けた患者さんも多かったはずです。

PART4 肝臓病と上手につきあう生活法

症状別慢性肝炎の生活法のポイント

慢性肝炎全般に
- 気持ちを前向きにして、ストレス・疲労を明日に持ち越さない
- 屋外での行動では、紫外線対策をしっかりする

肝炎の程度	生活全般	仕事	食事	運動ほか
軽度	・生活の制限はほとんどない ・午前0時前に就寝し、生活リズムを整える	・仕事、それにまつわる付き合いをこれまでの1割カットするくらいの気持ちで	・過食避ける ・C型慢性肝炎の場合は、鉄制限食	・制限はない
中等度	・家族や周囲の理解を深めて、疲労を感じたらすぐに体を休める	・2割カットするくらいの気持ち ・治療等で休んでもあせらない	・軽度と同じ	・制限はない
進んだ肝炎	・基本的には、中度と同じ生活	・3割カットするくらいの気持ちで	・軽度と同じ	・無理をせず、疲れが残らない程度に
肝硬変	・基本的には、中度と同じ生活	・4割カットするくらいの気持ち	・高たんぱく・高カロリー食 ・禁酒	

肝臓の血流量が、立っている時よりも、横になったときのほうが2〜3割増え、肝臓に十分な酸素や栄養分が供給されて修復が促進される、食物の消化や栄養の吸収もよくなるという理由からでした。

しかし、最近の研究では、あえて横にならなくても、食後すぐに無理な運動をしなければ、肝臓への血流は減少しないことが分かったのです。つまり安静は、肝臓の修復や消化、吸収能力にはさほどの影響はないわけです。

逆に、安静にしてばかりいて体を動かさない患者さんに脂肪肝を合併するケースが増えていることも事実です。

生活には特別な制限はなく、疲れを感じたら迷わずに休むくらいの気持ちがあればいいと考えてください。

ただし、慢性肝炎の進行状態によって、仕事の仕方や運動などに関して、少しずつ注意することが加わってきますから、その点はきちんとチェックをしてみてください。

活性酸素を大量に発生させないライフスタイルを

生活療法を考えるうえでもう1つ重要なのは、肝細胞にダメージを与える活性酸素の存在です。

いろいろな疾患の研究が進めば進むほど、活性酸素の深刻な影響が明らかになってきました。肝臓はもっとも活性酸素に弱い臓器なのです。

脂肪肝に活性酸素が常に降りかかっていると、線維化が起きてしまいます。これが非アルコール性脂肪性肝炎、通称ナッシュ（→P62）です。

活性酸素がやっかいなのは、生物が酸素を使って食べ物をエネルギー源に変える際に、どうしても発生してしまうことです。呼吸で吸い込んだ酸素の約2％、成人で1年間に約2kgもの活性酸素が作られていると言われています。

実は意外にも、活性酸素は、からだにとってなくてはならないものでもあるのです。体内に入ってきた細菌などの外敵を殺す、酵素の働きを助ける、細胞内の情報伝達のメッセンジャー

PART4　肝臓病と上手につきあう生活法

として働くなどの役割を担っています。

ここで問題になるのは、活性酸素が必要以上に発生した場合です。大量発生する要因は実に多様ですが、私たちの生活に起因するものに限ってみると、次のようなものがあげられます。

① 精神的・肉体的なストレス
② 長時間、紫外線に当たること
③ 鉄分を多く含んだ食材を飲食する（とくにC型慢性肝炎の患者さん）
④ 喫煙

③については、PART6のC型肝炎の鉄制限食（→P175）で詳しく解説しました。

ところで、人は体内に活性酸素を自動的に消してしまう、つまり細胞の酸化を防ぐ働きを持っています。その働きを持つ物質を、文字通り抗酸化物質と言い、その代表であるスーパーオキシドジスムターゼ（SOD）などが、常に活性酸素と闘っています。しかし、過剰な活性酸素が発生している場合には、足りなくなってしまいます。活性酸素の発生を抑える抗酸化物質が注目される所以です。

ビタミンC、にんじんに含まれるβカロテン、トマトに多いリコピン、緑茶に含まれるカテキンなどは、少し意識さえすれば気軽に摂ることが可能です。

最近、CoQ10「コエンザイム・キュー・テン」という補酵素が注目されています。非常に強い抗酸化力を持ち、また肝細胞を守る働きがあることを我々も確認しています。

また、フランバンジェノールというフランス海岸の松の樹皮から抽出された素材に、強力な抗酸化作用があり、肝機能改善効果が期待できることが見出されました。

抗酸化物質に対する関心は高まる一方ですが、肝機能に対しては、ちゃんとした医学的根拠のあるものを選んで欲しいものです。

ストレスに負けない生き方を考える

ストレスとはもともと機械工学の分野で使わ

れていた言葉で、ゴムボールを圧迫したり、バネを伸ばした時に生じるゆがみのことです。

このストレスが肝臓に大変悪影響を与えることが分かってきました。ストレスは副腎皮質からアドレナリンの分泌を促します。アドレナリンは、体内の各組織の細胞や血球成分である白血球や血小板にも働きかけて活性を高めます。その結果、活性酸素が生成されます。この活性酸素が白血球の粘着能や血小板の凝集能を高めたりします。

すると、肝臓の毛細血管である類洞（→P18）の血流が非常に悪くなり、肝細胞まで酸素や栄養分が届かなくなります。同様に二酸化炭素や老廃物が排泄できなくなります。当然肝臓にいいはずはありません。さらに粘着を起こした白血球からも活性酸素が産生され、肝障害を助長することになるのです。

ストレスを引き起こすものは実に多彩で、暑さ、寒さ、騒音、有機溶媒などの物理的・化学的なもの、絶食、飢餓、細菌といった生物的なもの、さらには人間関係や家庭不和、恐怖といった社会的・心理的なものがあります。患者さんに接していて、一番深刻なストレスは人間関係と思われます。

このようなストレスを引き起こすものをストレッサーと言いますが、有益なストレッサーもあるのです。たとえば、スポーツ選手などは、一定のストレスがかかっていたほうがいい成績を残せるのです。人が有益なストレッサーとして受け取った場合は、免疫力が高まり、ストレスに対してダメージを受けにくくなります。また、あるトラブルに直面した時、ある人は自分を成長させるチャンスととらえ、ある人は立ち上がれないほどのダメージとしてとらえます。

このことから、ストレスを感じたとしても、それを回避することだけを考えるのではなく、まず受け入れる、前向きな考えに切り替えることが、ストレスに負けないことにつながるので、肝臓を守るコツの1つといえるでしょう。

第2話 仕事・睡眠

生体リズムを守りながら仕事や家事をこなしていこう

仕事は肝臓の状態に合わせて、残業や出張を加減する

仕事や家事は以前と同じように続けてかまいません。ただ、日常生活を送る上でいくつかの注意点はあります。

第1に、翌日に残るような疲れやストレスをためない、持ち越さないようにすることです。会社で働いているサラリーマンの患者さんの場合は、チームワークで動くことが多く、無理をしてしまいがちです。つい頑張りすぎてしまう自分をコントロールする意味で、89ページのある仕事量の目安を頭に入れてください。

この点、家事はマイペースで仕事量をコントロールできます。ただ、ここまでで仕事は終わり、といった区切りがつかず、1日中無意識に動き回ることにもなりがちです。家族の理解を得て、オンとオフのメリハリをつけられるように家事スケジュールを組むようにします。

また朝夕のラッシュアワーでの通勤も心身にとってかなりのストレスになります。会社に着いたらヘトヘトという状態では、効率的な仕事は望めません。通勤時間を早めたり、込み合う快速通勤列車などを避けて普通列車を利用するなど、通勤だけで疲れてしまわないようにして、仕事に集中できる体力を残しておきます。

宿泊出張はほとんどの人が可能です。出張は長い移動時間や夜のつきあい、さらには慣れない環境での宿泊など、ストレスがかかることも十分考えられます。しかし、ものは考えようで、日常の雑事から解放されるひとときととらえることもできます。

アフターファイブに余裕をもたせたスケジュールを組みます。ホテルで好きな本を読んだり、ビデオを見るのもいいでしょう。

海外出張の場合は、状況がかなり違ってきます。移動距離や日数などによってケース・バイ・ケースなので、主治医と相談して決めます。現地の気候を調べ、服装に気を配ることもお忘れなく。

しかし、一番大切なのは、海外出張に行く前の準備などで無理をしないことです。疲れたからだで時差のある外国に行き、ハードスケジュールをこなせば、肝機能は確実に悪くなります。早めに準備を始め、万全の体調で出張に出かけられるようにします。

さて、肝臓病では心身の疲労の蓄積がダメージを広げるもとになりかねません。たとえば体の疲労が激しかった週なら、休日は外出しないで、家でゆったり過ごすとか、神経を使ってストレスを強く感じた週末は、戸外で散歩や軽くスポーツをして気分をリフレッシュするなど、その週ごとに有効な休みを工夫するとよいでしょう。

睡眠は7時間がベスト、短くても質のよい眠りを

睡眠はからだと頭の疲れを取り、心身をリフレッシュさせるという意味で肝臓の機能を回復させるために重要です。同時に、睡眠中はエネルギーの消費量が少なくてすむため、代謝活動も抑えられるので肝臓の負担が軽くなります。7～8時間の睡眠を取るのが理想です。これだけの時間がとれない場合は、質のよい睡眠をするように心がけてみましょう。質のよい睡眠に人間のからだは生体リズムで守られていて、

これが崩れると体調が悪くなることがあります。ですから、できるだけ就寝と起床の時間は決めておいたほうがいいのです。

休日も、ゆっくりからだを休めたいからと昼過ぎまで寝てしまうと、逆にとてもだるくなることは、どなたでも経験があるはずです。生体リズムを狂わせないためにも、起床時間は1時間くらいのズレに止めておきます。たとえば、平日7時に起床する人は、遅くとも8時には起きることです。

また、就寝時間を午前0時前にして早起きをすると、自律神経のリズムが整えられて、心身の疲れを十分に取ることができます。とくに午前0時から2時までの間は、睡眠にとってはゴールデンタイムと言われる時間です。この間に疲労回復に役立つ成長ホルモンの分泌が高まるからです。

ストレス社会のために現代人の不眠症は、急増しています。なかなか寝付けないと、さらにストレスになり、肝臓は休めません。

そんな時は、医師に相談して、睡眠導入剤を処方してもらうとよいでしょう。睡眠剤という と、飲むのをためらう患者さんもいますが、う まく眠れずにストレスをためるより、よほど健 康的なのです。医師の指示通り服用すれば、た とえ一生飲むことになったとしても肝臓には影 響を与えません。それでも気になるのなら、1 年ごとに薬を変えればいいのです。

寝つきをよくするために、ウイスキー水割り1杯か、ブランデーを少々、ワインをグラス1杯ほどの、軽めのナイトキャップもよいでしょう。アルコールは脳に作用して、覚醒中枢や感情中枢を抑制して、ストレスをあまり感じさせなくする作用を持っています。もちろん、アルコール性肝炎の人はダメです。

ただし、睡眠薬を服用した場合はお酒を飲まないこと。薬の作用が強く出てしまいます。

全体的に睡眠時間が足りない場合は、昼寝でカバーすることをお勧めします。電車の座席でのほんの5分のうたた寝でも効果があります。

第3話 運動・旅行

好きなことに熱中できるリラクゼーションタイムを持とう

GPT100以下ならどんな運動でもできる

リラクゼーション法の1つとして、運動を楽しむのもいいでしょう。一般的な目安としては、GPTが100以下で安定していれば、ほぼ運動制限はないので、好みの運動をしてかまいません。

体力維持や生活習慣病の予防もかねて肝臓によい運動は有酸素運動です。深くゆっくりと呼吸できるペースで行える運動で、ウォーキング、水泳、サイクリングなどが挙げられます。

ただ、水泳が有酸素運動だといっても、運動の仕方によって無酸素運動になってしまうので注意が必要です。有酸素運動の負荷は、通常の心拍数から10％程度増えた状態を維持するのが目安です。これに対して、通常の心拍数から30％以上増えて、息遣いもゼイゼイと荒くなるような運動は、無酸素運動になります。同じ水泳でも速く泳ごうとすれば無酸素運動となり、長くゆっくり泳げば有酸素運動となります。

無酸素運動のように激しい運動は、強いストレスを受けた時と同じように、血液中に活性酸素が発生し、血流が一時的に悪くなるのでお勧めしません。

また、今まで運動する習慣のなかった人は、

PART4　肝臓病と上手につきあう生活法

GOT・GPTの数値別、適度な運動

200 IU/ℓ 以上　ストレッチングなどの軽い体操

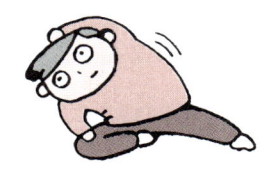

100 IU/ℓ 以上　ウォーキング、平地でのサイクリング、軽い筋力トレーニング

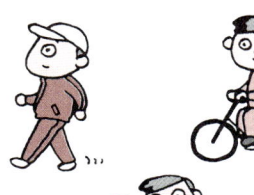

100 IU/ℓ 以下　ゴルフ、テニス、水泳、ジョギングなどの体力を使って適度の汗をかくスポーツも可能

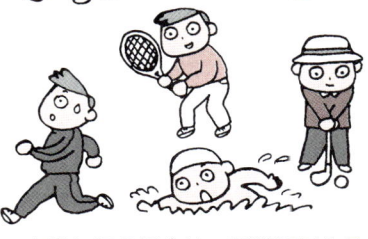

※以上はあくまでも目安としての参考にとどめ、実際に行う場合は、運動種目やその強度について主治医とよく相談してください。

運動がいいからと無理をして始める必要はありません。軽く体を動かすだけで、心身ともにリフレッシュできますから、散歩や軽い体操などはお勧めしたい生活習慣の1つです。

ただし、脂肪肝の患者さんは有酸素運動を生活に積極的に取り入れましょう。そして、20分以上継続して行います。最初の10分は血液中の脂肪がエネルギー源として使われ、その後内臓脂肪や皮下脂肪にたまった脂肪がエネルギー源として使われるようになるからです。

有酸素運動となるウォーキングは、歩幅を広くして腕を振り、普段の歩行より少し速めに歩きます。

こうした運動を週3回くらいのペースで続けると、血液の循環がよくなって、筋肉も衰えません。

もちろん、ゴルフやテニスなどで気分転換をはかるのもいいでしょう。ただ、注意してほしいのは、紫外線対策です。いずれのスポーツも戸外で長時間、直射日光に照らされることにな

97

るからです。陽射しが強い日や紫外線が強い高原では、紫外線をカットできる日焼け止めクリームをぬったり、肌を露出させないウェアやツバ広の帽子などを着用します。

また、勝敗や成績にこだわりすぎるとストレスになり、せっかくの運動が逆効果になってしまいます。

気分転換のための旅行の勧めと旅行時の心がまえ

気分転換や日常生活に変化をつけるのに旅行は最適です。

慢性肝炎や肝硬変であっても、肝臓の状態が安定していれば、国内旅行でも海外旅行でも問題はありません。

荷物はなるべく少なくして身軽にします。強行スケジュールを組まないようにして、疲労をためないようにします。

また、万一の場合に備えて、保険証、かかりつけの病院の電話番号、主治医の名前、服用している薬などのメモを携帯していきましょう。

海外旅行の場合は、時差ぼけで体調を崩す心配があります。時差ぼけは東向きの旅行のほうが、西向きの旅行よりきついと言われます。そもそも、時差ボケは体内時計の狂いから生じるもので、体内時計は早めるより遅らせるほうがラクだからです。

日常生活で1日の時間を2〜3時間遅らせても睡眠のリズムは崩れませんが、短くするとつらくなるのと同じです。

現地時間に体内時計を合わせるために、旅行をする3日前から、就寝時間をずらしていくといくぶんか緩和できるようです。

たとえば、東方の国に行く時は、就寝時間を1時間ずつ早くしていき、逆に西方の国に行く時は1時間ずつ遅くしていきます。

また、現地の滞在日数を3日以上にして、体内時計を現地時間に調整するのも効果があるといわれています。

PART4　肝臓病と上手につきあう生活法

第 4 話

タバコ・アルコール・薬…

自己コントロールをしながらも生活を楽しむ余裕は持ちたいもの

タバコは自分のためにも周囲の人のためにもできれば禁煙

タバコにはベンツピレン、ナフチルアミン、ニトロソ化合物など典型的な発がん物質が含まれています。さらに、タバコの煙の中に大量に含まれている活性酸素も発がんを促進します。活性酸素は体細胞の核の中に入り込み、より強力な活性酸素を生成し、遺伝子まで傷つけてしまうのです。

また、ニコチンは、副腎皮質から分泌されるアドレナリンの量を増やします。ちょうど人が強いストレスを受けた時と同じ状態です。アドレナリンは、体内の各組織の細胞や血球成分である白血球や血小板にも働きかけて活性を高めます。その結果、白血球から活性酸素が生成され、さらに血小板も凝集しやすくなり、血液がスムーズに流れにくい状況になります。

ニコチンには血管を収縮させる作用があるため、肝臓の血流はますます悪くなります。

実際に、タバコは肝臓に対して、アルコールより悪影響を与えるとする研究が発表されています。たとえば、ウイスキー水割り2杯より、タバコ20本のほうが肝臓には負担になるのです。

喫煙に対して比較的寛容であった日本でも、最近、禁煙の場所が急速に増え、徐々に喫煙率

は下がる傾向にあります。それでも、成人男性で49％、女性で10％の人が喫煙しています。

つまり、ニコチン依存症のために、健康に悪いことは分かっていてもなかなかやめられない人が多いわけです。

しかも、タバコを吸う人への悪影響もさることながら、タバコを吸わない周囲の人にまで、タバコの煙は悪影響を及ぼすことが問題になっています。いわゆる副流煙の問題です。

タバコの害が明らかになるにつれ、科学的根拠に裏づけされた禁煙プログラムを指導する医療機関も増えてきました。

自分の健康を守るとともに、家族や周囲の人のためにも禁煙に挑戦してみませんか。

アルコールは適量を守るのが肝臓にやさしい

当然のことですが、アルコール性肝障害や肝硬変の患者さんは、肝臓を守るために禁酒が原則です。

ただ、C型慢性肝炎の患者さんは、一滴も飲んではいけないと考える必要はありません。お酒の飲み過ぎは、これまた活性酸素の発生を促してしまうのです。

たとえば、ビールは適量であれば、赤血球の膜をしなやかにして、毛細血管の血流がよくなります。1日350mlの缶ビール1本なら毎日でもオーケーです。

飲酒と肝炎の進行との関係は、日本酒に換算して、毎日2合以上飲み続けると肝炎の進行を早めると言われています。

前述したように、時折、軽めのナイトキャップで飲む、おつきあいで飲むといった程度では、肝炎を進行させる心配はありません。むしろ、ストレス解消に役立つかもしれません。暑い日に友人がビールをジョッキでうまそうに飲んでいるのを見ているだけでは、ストレスがかかります。本当にたまになら、中ジョッキ1杯までであれば許されます。

100

薬は肝臓には毒、余計なものは飲まない

多くの薬は肝臓で分解されて解毒されます。

つまり、からだにとっては薬でも、肝臓にとって薬は異物であり、負担をかけるものなのです。肝機能が低下している場合は、薬の分解に時間がかかってしまうので、必然的に血液中の薬の成分は長い時間、高濃度な状態となります。このため、薬の効果が長時間続いたり、強く出たりします。

また、何種類もの薬を併用したために肝機能が落ちることもあります。

肝臓病の患者さんの場合は、薬の服用には十分な注意が必要なわけです。薬については、主治医、薬剤師の指示に従っていただきたいと思います。実際、患者さんに毎日接していると、薬の飲み忘れが多いのに驚かされます。

処方された薬以外の薬、市販薬をはじめ、たとえば友人に肝臓によいと勧められた漢方薬、サプリメント、民間療法薬などは、服用する前に、ぜひ主治医にお見せください。中には肝臓によくない成分が入っている民間薬も出回っていますので、病院に持参して相談します。

性交渉や日常生活での感染の不安

ウイルス性肝炎にかかっている場合、性交渉や日常生活での接触で、家族に感染させることを心配している人が少なくありません。

性交渉による感染の心配があるのはB型とC型です。しかし、C型肝炎ウイルスは感染力が弱く、夫婦間での性交渉による感染の事例は、ほとんどないと考えてよいでしょう。

B型肝炎ウイルスの場合は、コンドームの使用が感染予防の原則で、これを守れば感染は防げます。

また、普通の日常生活の中で感染することはほとんどないので、心配しすぎないことです。その不安に加えて、特別扱いをされることから、

生じるストレスも問題なので、家族や周囲の人の正しい認識や理解も必要です。

家庭内感染の予防に関しては、感染している人の血液や体液に触れないように注意すればよいでしょう。

B型、C型のウイルス性肝炎にかかっている人は、カミソリや爪切り、歯ブラシ、くしなどは、自分専用にして、家族との共用を避けます。けがや鼻血の出血時には、自分で手当てすることが原則ですが、他人に頼んだ時は血液がつかないように注意してもらうこと。血液がついたものは、密閉して捨てるか、焼却します。再使用するものは、流水でよく洗い流します。消毒には、塩素系の消毒液が有効です。

女性の月経期間中は、性交渉を避け、生理用品の処理は本人が責任を持って行うこと、その後の手洗いを十分にするなどの注意を払いましょう。

ウイルス性肝炎の患者さんで、歯科治療を受

ける時に、きちんと医師に病名を告げるべきか悩むケースがあります。

以前は、ウイルス性肝炎についての知識が十分に普及していなかったことや、医療従事者に感染事故が発生したことで、自分がウイルス性肝炎であると告げたら、治療を拒否されるのではと、言い出しかねているようなケースです。今では、歯科医師も十分な知識を持っておられますので、初診のときにお話しください。そのほうがお互いに気持ちよく治療を受けられるでしょう。

これは歯科医に限ったことではなく、病院を受診する時は、どの科でも、現在、肝炎で通院中であり、こんな薬を飲んでいると、まず初診表に書いていただきたいと思います。そうすれば、きちんとした防御策が講じられて、感染を未然に防ぐことができます。また、薬の重複も防げるでしょう。

PART 5

おいしく食べられるメニュー

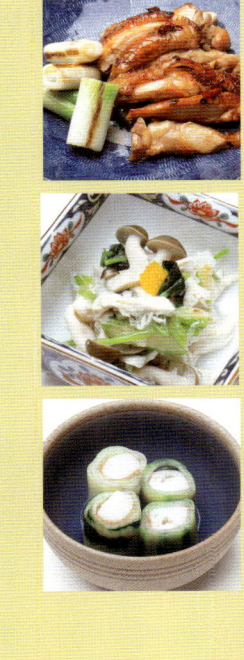

1日のモデルメニュー

夏のメニュー　作り方 208〜209

メニューパターンと量を頭に入れて献立を考えましょう。また、旬の食材は栄養も豊富で美味、季節に合った料理法は体が求めます。

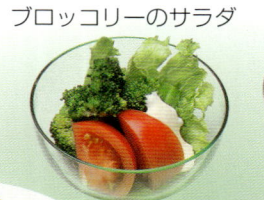

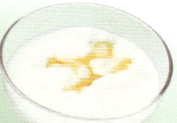

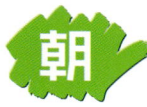

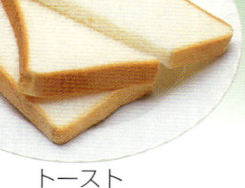

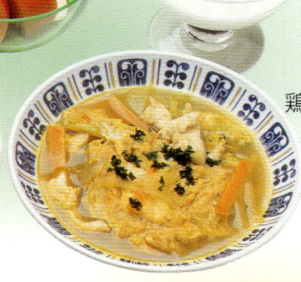

朝
- ブロッコリーのサラダ
- ハニーヨーグルト
- トースト
- 鶏肉のカレー風スープ
- 牛乳

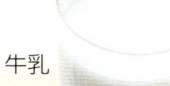

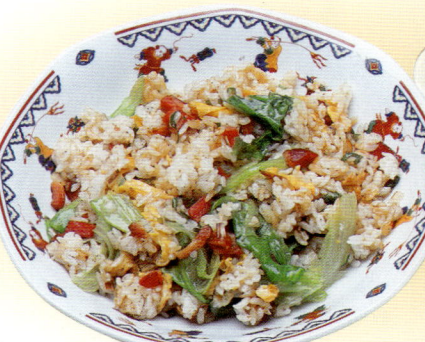

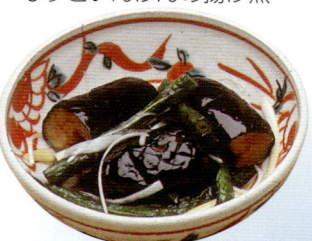

昼
- チャーハン
- 豆腐の中華風サラダ

夜
- なすといんげんの揚げ煮
- とうがんのくず汁
- ご飯
- アジとマグロの盛り合わせ

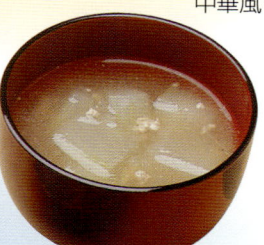

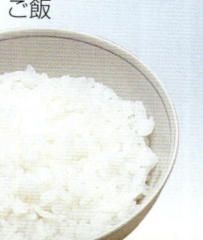

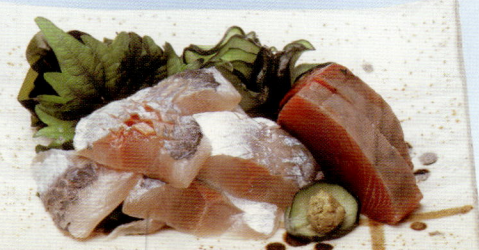

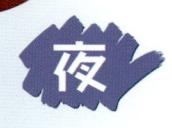

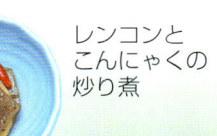

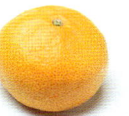

冬のメニュー　作り方 210〜211

朝

- レンコンとこんにゃくの炒り煮
- みかん
- ご飯
- イワシの丸干し 野菜炒め添え
- 大根とねぎのみそ汁

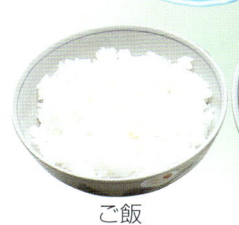

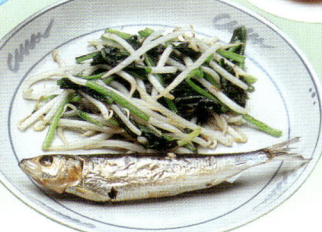

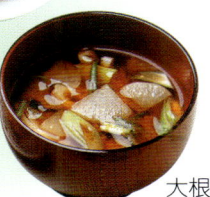

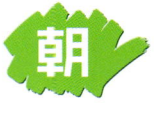

昼

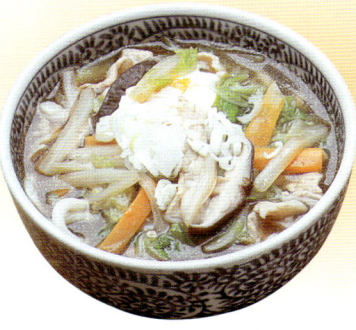

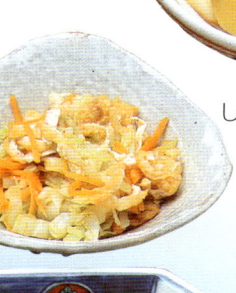

- 煮込みうどん
- 牛乳
- さつまいもの甘煮

夜

- みぞれ汁
- しょうが風味和え
- ご飯
- カレイの煮つけ

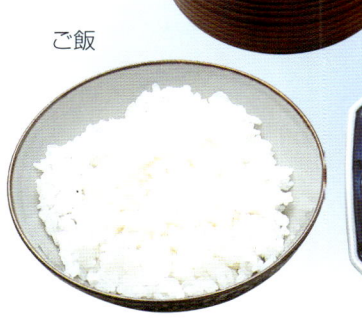

イカの五目炒め

●材料●

イカ（胴）	1/2杯分
酒	小さじ1
しょうが汁	少々
玉ねぎ	50g
にんじん	15g
たけのこ	20g
干ししいたけ	1枚
さやえんどう	10g
A ┌ 油	大さじ1/2
├ 酒	大さじ1/2
├ 塩	小さじ1/2弱
└ 砂糖	少々
油	大さじ1/2
にんにく	少々
しいたけの戻し汁	大さじ1
片栗粉	小さじ1/2

作り方

① イカの内側に斜めにタテ・ヨコに包丁を入れ、3cm幅に切る。酒としょうが汁で下味をつける。
② 玉ねぎはくし型に切り、にんじん、たけのこは短冊に切る。干ししいたけは戻して、そぎ切りにする。さやえんどうはゆでておく。
③ Ⓐの調味料を混ぜ合わせておく。
④ 中華鍋に油を熱しにんにくを炒め、玉ねぎ、にんじん、たけのこ、しいたけの順に炒める。
⑤ 油が回ったら①を入れ、③としいたけの戻し汁、さやえんどうを入れ、水とき片栗粉でとろみをつける。

アドバイス

● イカは炒めすぎると固くなるので、材料を揃えたら一気に炒める。イカは疲れを取るタウリンを多く含む。

さといもの青のり和え

●材料●

さといも	80g
だし汁	1/2カップ
酒	小さじ1
みりん	小さじ1
しょう油	小さじ2/3
青のり	適量

作り方

① さといもはゆでてぬめりをとる。
② だし汁に①を加えて火にかけ、酒、みりん、しょう油を加えて柔らかく煮含める。
③ 煮汁をきり、青のりをまぶす。

アドバイス

● さといもはいも類の中でも一番カロリーが少ない。
● おいしいだし汁で煮ると、とくに味付けをしなくても十分においしく食べられる。
● 青のりは食べる直前に和えて、風味を逃がさないようにする。
● さといものぬめりは、特にとらなくてもよい。

焼きしいたけのおろし和え

●材料●

生しいたけ	2枚
きゅうり	20g
大根おろし	40g
しょう油	適量

作り方

① しいたけは石づきを取って網で焼き、細く切る。
② きゅうりは角切りにする。
③ ①②を大根おろしで和え、しょう油をかける。

主菜

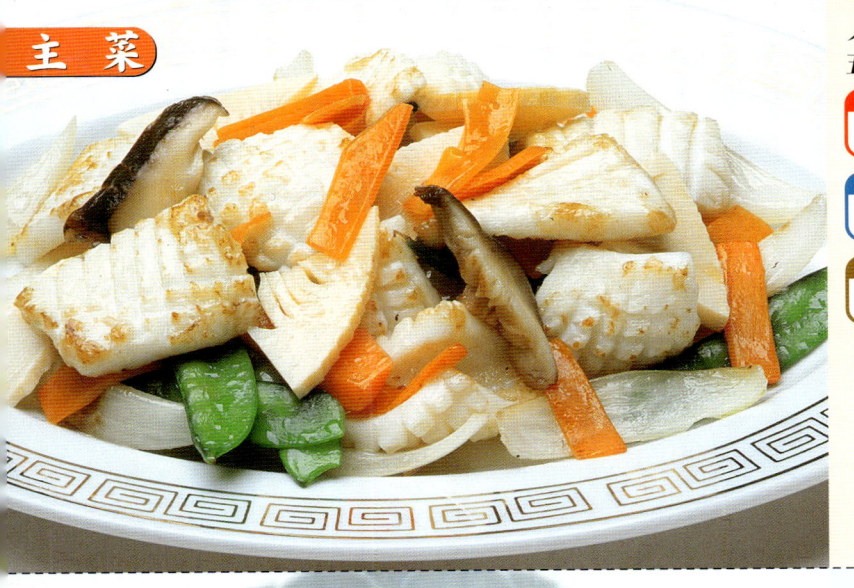

イカの五目炒め

- エネルギー 170kcal
- タンパク質 14.7g
- 脂質 7.0g

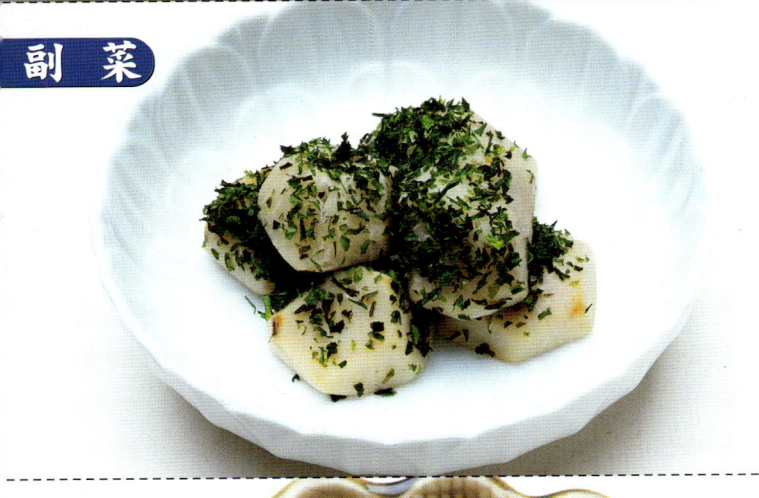

副菜

さといもの青のり和え

- エネルギー 79kcal
- タンパク質 1.6g
- 脂質 0.1g

もう一品

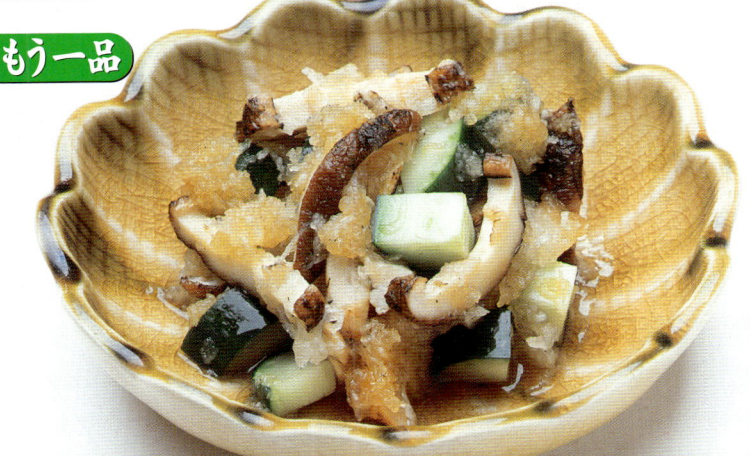

焼きしいたけのおろし和え

- エネルギー 18kcal
- タンパク質 1.5g
- 脂質 0.1g

豚ヒレ肉のヨーグルトソース

●材料●

豚ヒレ肉	80g
塩	少々
こしょう	少々
油	小さじ1
小麦粉	適量
白ワイン	小さじ1
いんげん	20g
しめじ	40g
油	小さじ1
塩	少々
こしょう	少々
ソース	
Ⓐ ヨーグルト	大さじ1
マヨネーズ	小さじ1
マスタード	小さじ1/2

作り方

① 豚ヒレ肉は5mmぐらいに切り、塩・こしょうをふる。
② ①に小麦粉を薄くつけ、フライパンに油を熱して両面をソティーし、白ワインをふりかける。
③ いんげんはゆでて、食べやすい長さに切る。しめじは小房に分ける。
④ フライパンに油を熱し③を炒め、塩・こしょうをする。
⑤ ソースの材料Ⓐを混ぜる。
⑥ ②と④を盛りつけ、⑤のソースをかける。

ポテトサラダ

●材料●

じゃがいも	80g
にんじん	10g
塩	少々
きゅうり	1/4本
玉ねぎ	少々
マヨネーズ	大さじ2/3
Ⓐ 塩	少々
こしょう	少々
サニーレタス	20g

作り方

① じゃがいもは1cm厚さのいちょう切りにし、にんじんも同様に切る。
② 鍋に①を入れ、水と塩を加えて柔らかくゆで、湯をきる。さらに水分をとばしてスプーンで軽くつぶす。
③ きゅうりは小口切り、玉ねぎは薄切りにして塩（分量外）をし、しばらくおいてからしぼる。
④ ②が冷めたら③と合わせ、マヨネーズで和えて、Ⓐで味をととのえる。
⑤ 皿にサニーレタスをしき、盛りつける。

ミネストローネ

●材料●

ベーコン	1/4枚
玉ねぎ	20g
にんじん	10g
セロリ	10g
トマト	1/4個
にんにく（みじん切り）	少々
オリーブ油	小さじ1/2
ブイヨンを溶いたスープ	1カップ
マカロニ	10g
塩・こしょう	各少々
パセリ（みじん切り）	少々

作り方

① ベーコン、玉ねぎ、にんじん、セロリは1cm角に切る。トマトは粗いみじん切りにする。
② 鍋に、オリーブ油とにんにくを入れて炒め、①のトマト以外を加えてさらによく炒める。
③ トマトを入れてさらに炒める。
④ ブイヨンを溶いたスープを加えて、煮立ったらマカロニを入れ、9～10分煮る。
⑤ 塩、こしょうで味をととのえる。
⑥ 器に盛り、パセリを散らす。

主菜

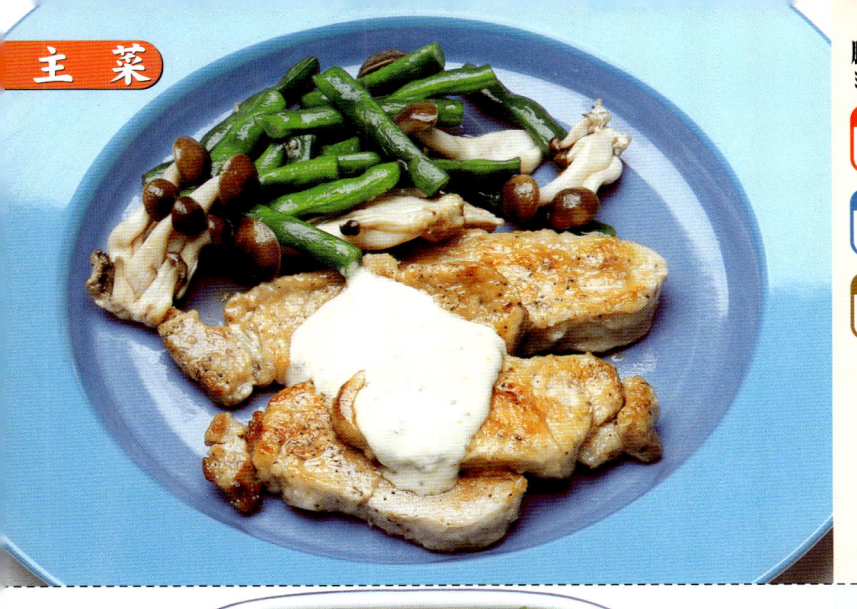

豚ヒレ肉のヨーグルトソース

- エネルギー **224** kcal
- タンパク質 **20.2** g
- 脂質 **13.0** g

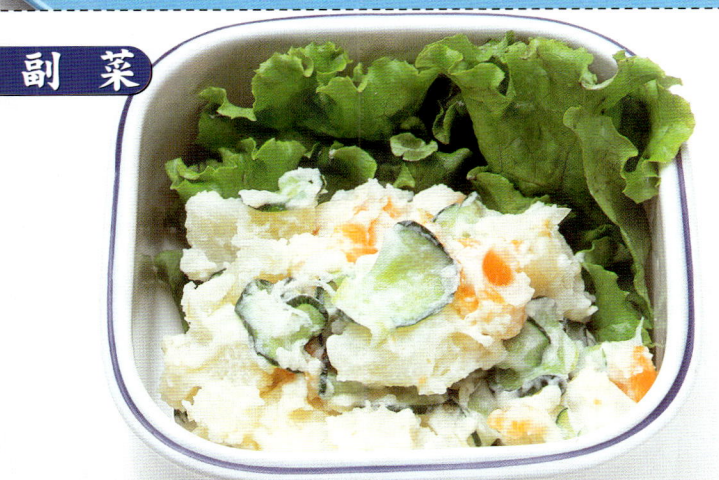

副菜

ポテトサラダ

- エネルギー **130** kcal
- タンパク質 **1.9** g
- 脂質 **6.1** g

もう一品

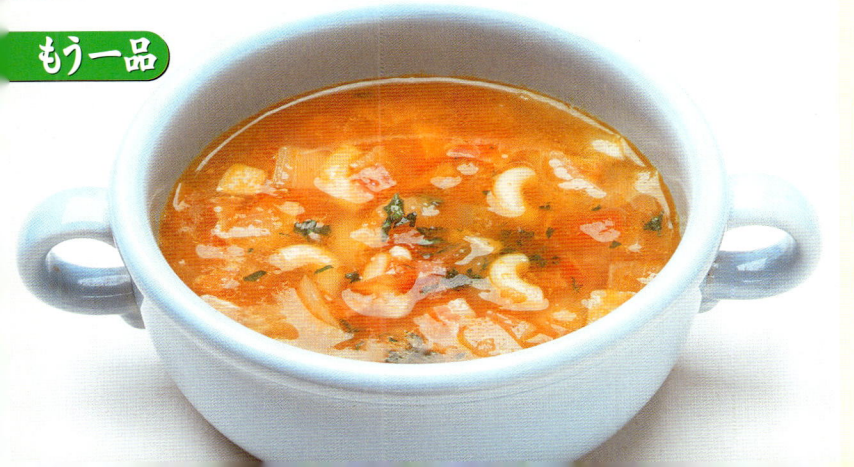

ミネストローネ

- エネルギー **98** kcal
- タンパク質 **2.5** g
- 脂質 **4.2** g

タラのホイル焼き

●材料●

タラ	1切れ
玉ねぎ	40g
ピーマン	1/2個
生しいたけ	1枚
サラダ油	小さじ1/2
チーズ	1枚
レモン（くし型）	1個
アルミホイル（25×20cm）	2枚

作り方

① 玉ねぎは5mm幅くらいの薄切りにする。しいたけは石づきを取り、ピーマンは種を取ってタテ1/4に切る。
② アルミホイルを底になる部分を二重にして重ね、サラダ油をぬる。
③ ②に①の玉ねぎをしき、さらにタラとピーマン、生しいたけ、チーズをのせて包む。
④ ③をオーブントースターで7～8分焼く。
⑤ 焼き上がったら皿に盛り、レモンをそえる。

アドバイス

● タラに限らず白身の魚や鶏肉にしてもよい。
● フライパンに水を1cmぐらい入れ、蒸し焼きにしてもよい。

五目豆

●材料●

にんじん	10g
レンコン	20g
こんにゃく	20g
だし昆布	3cm
ゆで大豆	30g
だし汁	1/2カップ
Ⓐ 砂糖	小さじ1
Ⓐ 酒	大さじ1/2
しょう油	大さじ1/2

作り方

① にんじんは1cmの角切り、レンコンはいちょう切りに切る。
② こんにゃくは熱湯をかけたあと、1cmの角切りにする。昆布も1cmの角切りにする。
③ 大豆と、①②の材料とだし汁を鍋に入れ、5～6分煮る。
④ ③にⒶの調味料を入れ、さらに5～6分煮る。しょう油を加え、煮汁が少なくなるまで煮る。

アドバイス

● C型肝炎の人はゆで大豆をごぼうなどに変えるとよい。

ねぎの焼きびたし

●材料●

ねぎ	1本
Ⓐ しょう油	小さじ1
Ⓐ 酒	小さじ1/2
Ⓐ みりん	小さじ1/2

作り方

① ねぎは4cm長さに切る。
② 網にのせて、返しながら焼く。
③ Ⓐを合わせた調味料に漬け込む。

アドバイス

● 香ばしい風味は薄味でもおいしく食べられるので、減塩効果がある。

主菜

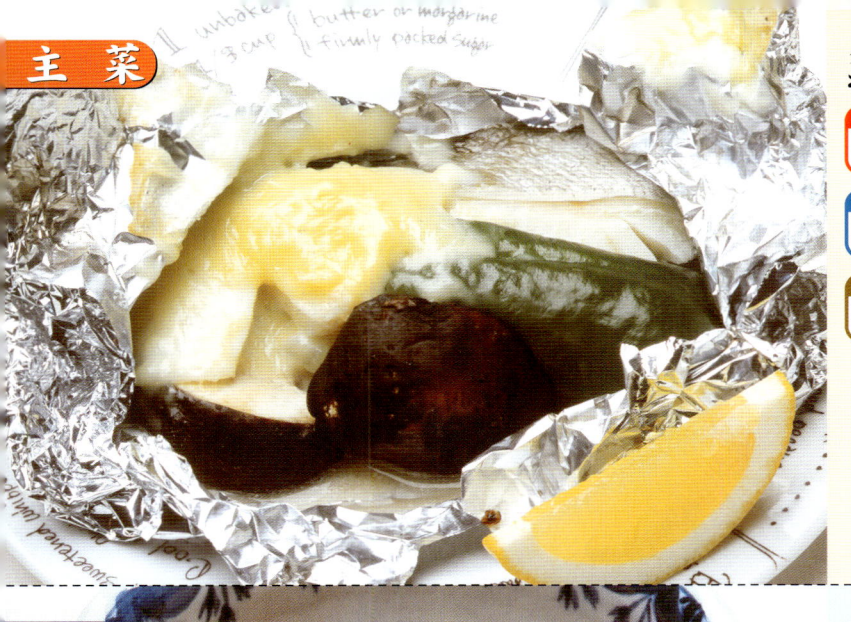

タラのホイル焼き

- エネルギー: 182 kcal
- タンパク質: 23.0 g
- 脂質: 7.5 g

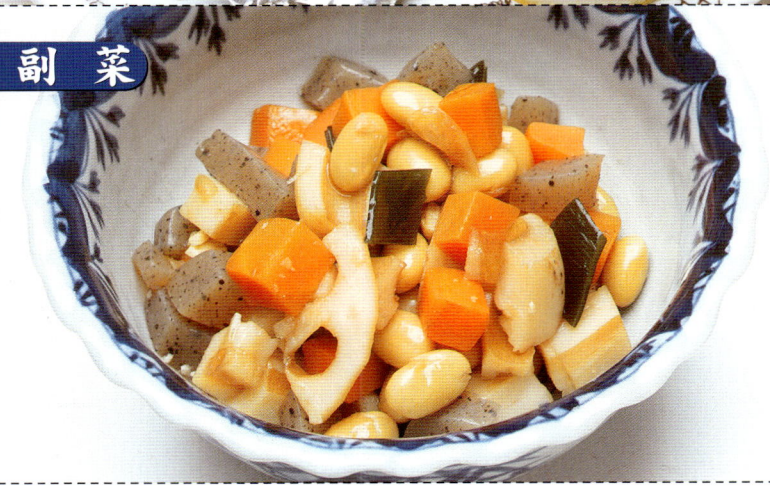

副菜

五目豆

- エネルギー: 93 kcal
- タンパク質: 5.0 g
- 脂質: 2.0 g

もう一品

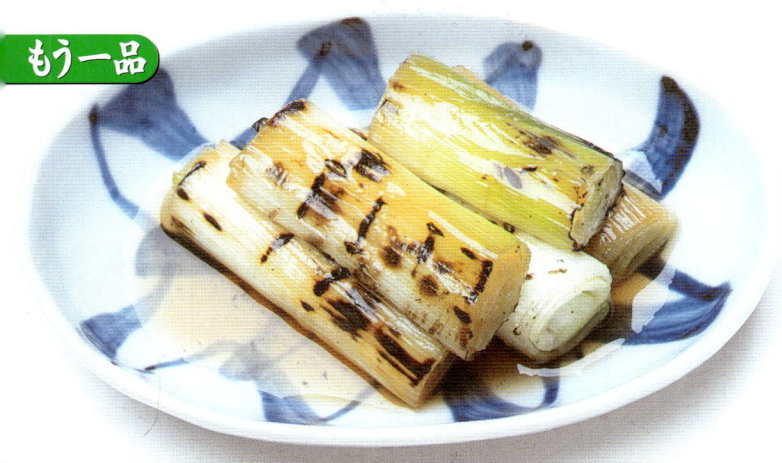

ねぎの焼きびたし

- エネルギー: 28 kcal
- タンパク質: 0.8 g
- 脂質: 0 g

ササミのくずたたき

●材料●

鶏ササミ	80g
片栗粉	適量
大根	30g
かいわれ菜	10g
青しそ	1〜2枚
Ⓐ ┌レモン汁	小さじ1
├しょう油	小さじ1
└ごま油	少々

作り方

① 鶏ササミは筋をとり、ラップの上にのせ、すりこぎでたたきながら薄くのばす。食べやすい大きさに切る。
② 湯を沸かし、①に片栗粉をまぶしてゆでて、冷水にとって冷やす。
③ 大根はせん切りにして、かいわれ菜と混ぜ、水をとおす。
④ 青しそもせん切りにする。
⑤ 皿に③をしき、②を盛りつける。せん切りにした青しそを上に飾る。Ⓐを合わせてかける。

アドバイス

● ササミは薄くなるまで丁寧に叩く。
● 片栗粉をまぶすとノド越しがよいので、夏の食欲が落ちたときによい。

ささがきごぼうの炒め煮

●材料●

ごぼう	40g
にんじん	20g
ごま油	小さじ1/2
Ⓐ ┌砂糖	小さじ1/2
├しょう油	小さじ1
└酒	小さじ1
だし汁	大さじ2

作り方

① ごぼうは皮を包丁のみねでこそげ取り、ささがきにする。にんじんも皮をむいて、ささがきにする。
② 鍋に①とごま油を入れてよく炒める。
③ Ⓐの調味料とだし汁を入れ、煮汁がなくなるまで煮る。

ピーマンとしいたけの焼きびたし

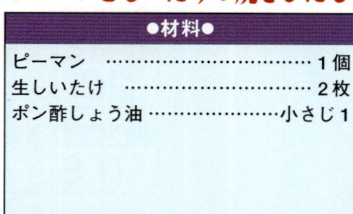

●材料●

ピーマン	1個
生しいたけ	2枚
ポン酢しょう油	小さじ1

作り方

① ピーマンは丸のまま網で全体を焼く。生しいたけは石づきを取り、同様に焼く。
② ピーマンは半分に切り、種を出して1cm幅に切る。生しいたけは細く切る。
③ ①②を混ぜて盛りつけ、ポン酢しょう油をかけて食べる。

アドバイス

● 水分の少ない野菜類は網で焼くと風味がますので、減塩でもおいしく食べられる。

主菜

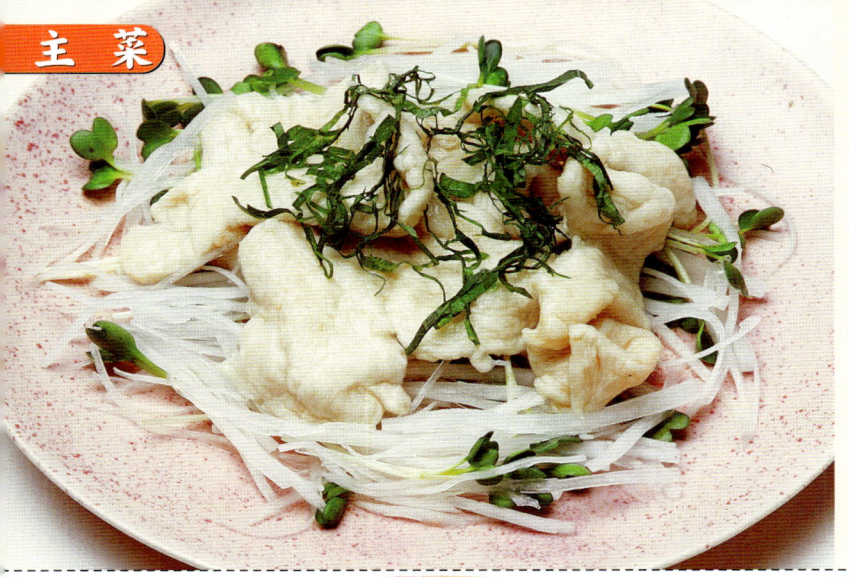

ササミのくずたたき

- エネルギー: 137 kcal
- タンパク質: 20.2 g
- 脂質: 7.1 g

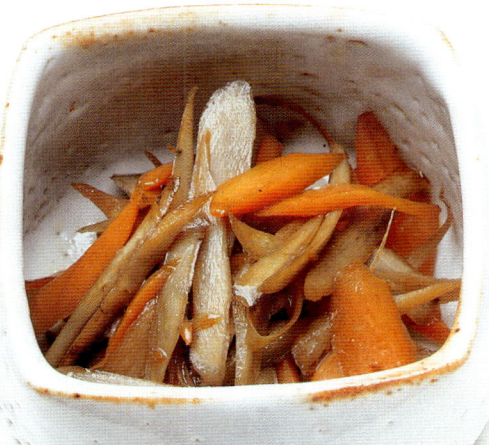

副菜

ささがきごぼうの炒め煮

- エネルギー: 66 kcal
- タンパク質: 1.2 g
- 脂質: 2.0 g

もう一品

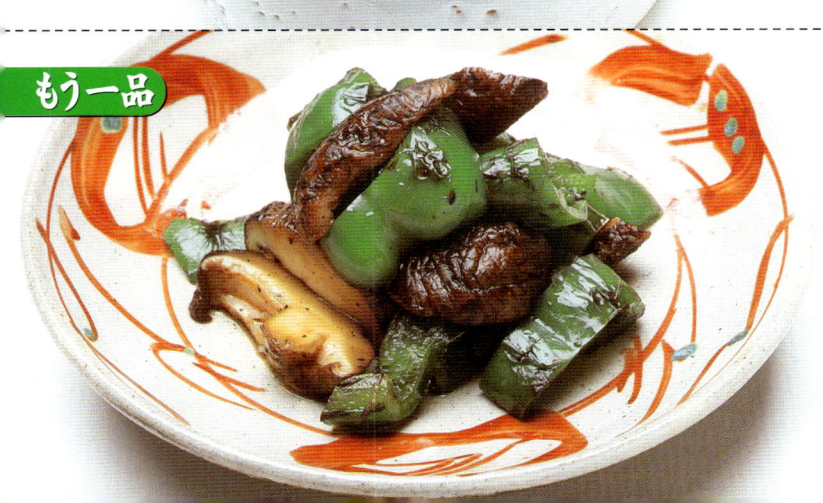

ピーマンとしいたけの焼きびたし

- エネルギー: 15 kcal
- タンパク質: 1.5 g
- 脂質: 0.2 g

ワカサギのマリネ

●材料●

ワカサギ	60g
玉ねぎ	20g
にんじん	10g
ピーマン	1/4個
つけ汁	
ⓐ ┌ 酢	大さじ1
│ 砂糖	小さじ1/2
│ しょう油	小さじ1
└ 水	大さじ1
赤とうがらし	適量
小麦粉	適量
揚げ油	適量

作り方
① ワカサギは塩水で洗う。
② 玉ねぎ、にんじんはせん切り、ピーマンは薄く輪切りにする。
③ Ⓐのつけ汁と赤とうがらしを混ぜ合わせ、②の野菜にかける。
④ ①の水気をふき取り、小麦粉をつけて170℃の油で揚げる。
⑤ 揚げたてのワカサギを③に30分ぐらい漬け込む。

アドバイス
● 小アジのから揚げを使ってもよい。
● 酢を使うとカルシウムの消化をよくする。

かぶのそぼろ煮

●材料●

かぶ	60g
にんじん	20g
だし汁	1/2カップ
ⓐ ┌ 酒	大さじ1/2
│ 塩	少々
│ しょう油	小さじ1/2
└ みりん	小さじ1
鶏ひき肉	15g
片栗粉	小さじ1/2

作り方
① かぶは一口大に切る。にんじんは5mm幅の輪切りにする。
② だし汁ににんじんを入れ、5～6分煮る。かぶとⒶの調味料を加え、さらに3～4分煮る。鶏ひき肉を加え、箸でほぐす。
③ 材料が柔らかくなったら、水溶き片栗粉をまわしかけて、とろみをつける。

アドバイス
● かぶはすぐに火が通るので、煮すぎないように注意する。

かき玉汁

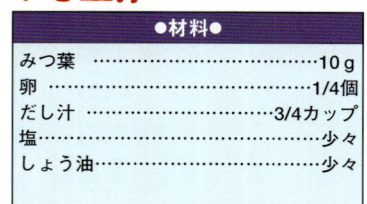

●材料●

みつ葉	10g
卵	1/4個
だし汁	3/4カップ
塩	少々
しょう油	少々

作り方
① だし汁を温め、塩、しょう油で味をつける。
② みつ葉は3cm長さに切り、卵は溶いておく。
③ ①が煮たっているところに②の溶き卵を入れ、みつ葉を加える。

アドバイス
● 冬の寒いときは片栗粉でとろみをつけると、冷めにくく、おいしくいただける。

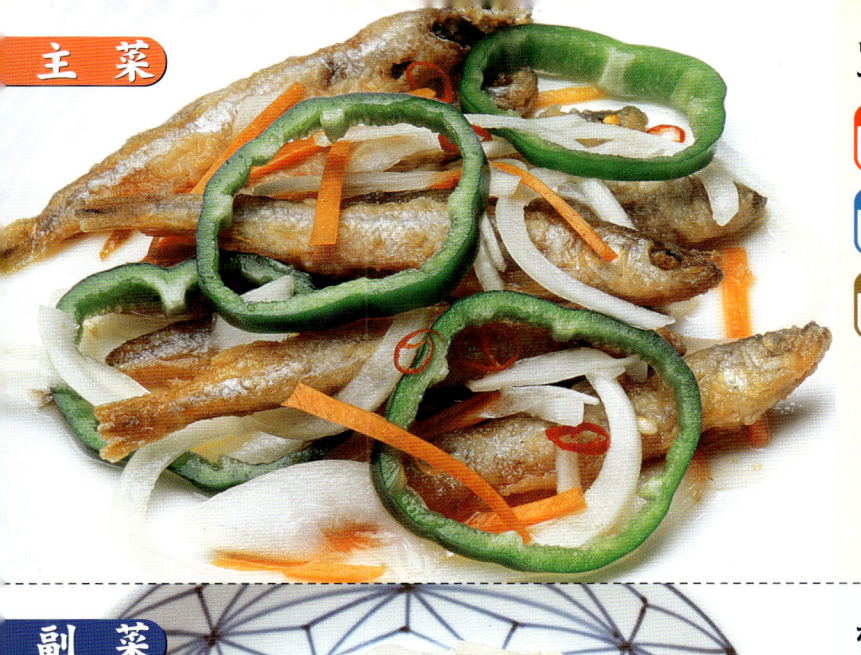

主菜 ワカサギのマリネ
- エネルギー 125kcal
- タンパク質 9.4g
- 脂質 5.1g

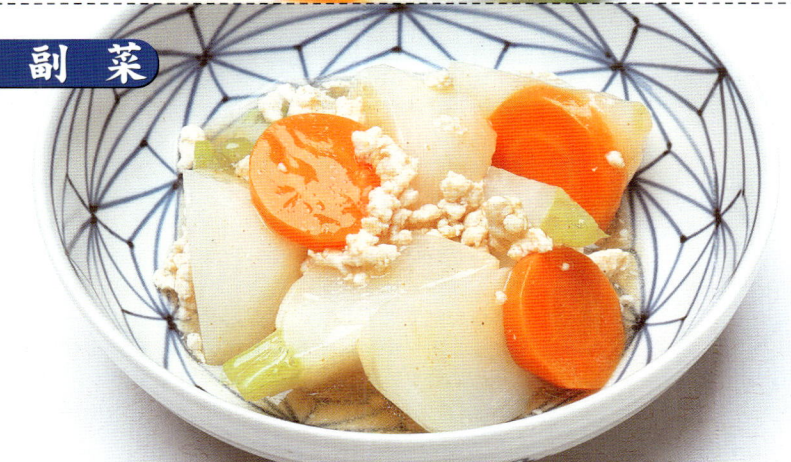

副菜 かぶのそぼろ煮
- エネルギー 72kcal
- タンパク質 3.8g
- 脂質 1.3g

もう一品 かき玉汁
- エネルギー 24kcal
- タンパク質 1.9g
- 脂質 1.5g

サバの幽庵焼き

●材料●

サバ	1切れ
㋐ しょう油	小さじ2
㋐ みりん	小さじ1
㋐ 酒	小さじ1
㋐ ゆず	適量
菊花かぶ	
かぶ	1個
塩水	適量
㋑ 酢	小さじ2
㋑ 砂糖	小さじ1
㋑ 塩	少々
㋑ 水	大さじ1
㋑ 赤とうがらし	少々

作り方

① サバは㋐の調味料に30分漬けておく。
② ①のサバに時々調味料をハケなどでつけながら、焦がさないように焼く。
③ 菊花かぶをつくる。
かぶは皮をむき、葉つきの方を切り離さないように細かく格子状に切りこみを入れ、食べやすい大きさに切る。塩水に20分ぐらい漬け、しんなりしたらしぼって、㋑のとうがらしを入れたつけ汁に漬ける。
④ サバと菊花かぶを盛りつける。

アドバイス

● サワラ、イナダ、マナガツオ、アマダイなどの切り身でもよい。また、鶏肉でつくってもおいしい。
● ゆずの輪切りを入れたつけ汁に漬け、香りをつけてから焼く。

筑前煮

●材料●

鶏モモ肉	30g
ごぼう	20g
にんじん	20g
レンコン	20g
たけのこ	20g
こんにゃく	25g
干ししいたけ	1枚
さやいんげん	5g
油	小さじ1
だし汁	1/2カップ
㋐ 砂糖	小さじ2
㋐ 塩	少々
しょう油	大さじ1/2

作り方

① 鶏モモ肉は一口大に切り、油少々（分量外）で炒めてとり出す。砂糖としょう油（分量外）を少々ふりかけておく。
② ごぼう、にんじん、レンコン、たけのこは乱切りにする。こんにゃくは一口大に切る。それぞれを軽く下ゆでする。
③ 干ししいたけは戻してそぎ切りにする。さやいんげんは青くゆでる。
④ 油を熱した鍋で②としいたけを炒め、だし汁を加える。3～4分煮たら㋐を加えて、さらに7～8分煮る。しょう油と①を入れて煮含める。
⑤ さやいんげんを加える。

玉ねぎのおかか和え

●材料●

玉ねぎ	40g
かつお節	少々
㋐ しょう油	小さじ1/2
㋐ 酢	小さじ1/2

作り方

① 玉ねぎは薄切りにして、さっと水にさらす。
② 玉ねぎの水気をきり、かつお節と㋐の調味料で和える。

アドバイス

● 玉ねぎの辛味成分である硫化アリルは、発汗、消化促進、血液をサラサラにするなどの効果がある。

主菜 — サバの幽庵焼き

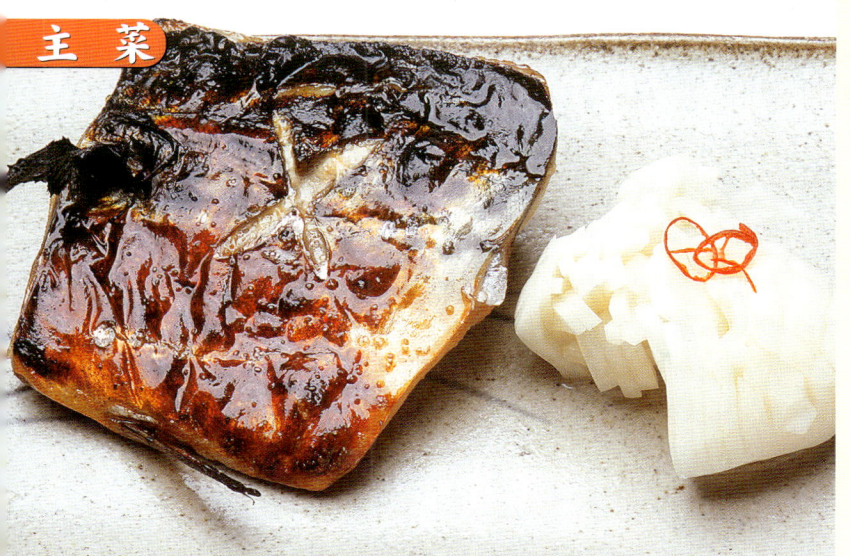

- エネルギー: 198 kcal
- タンパク質: 17.0 g
- 脂質: 9.2 g

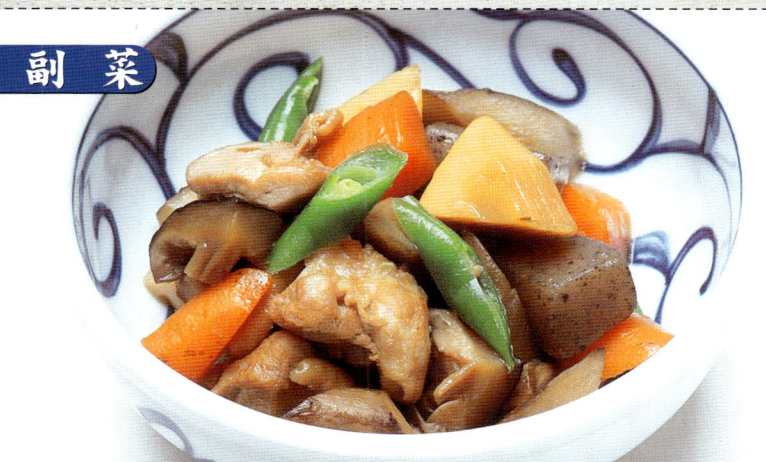

副菜 — 筑前煮

- エネルギー: 158 kcal
- タンパク質: 7.4 g
- 脂質: 8.3 g

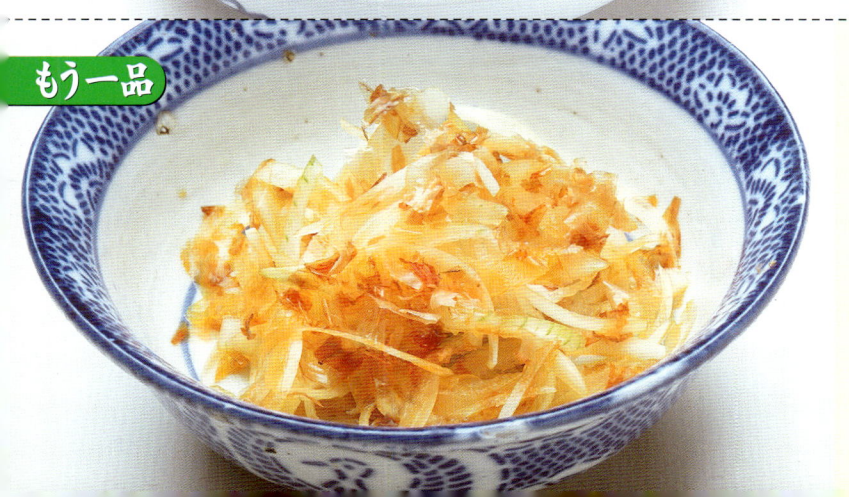

もう一品 — 玉ねぎのおかか和え

- エネルギー: 18 kcal
- タンパク質: 0.6 g
- 脂質: 0 g

タラのマスタードソティー

●材料●

タラ	1切れ
Ⓐ 塩	少々
こしょう	少々
小麦粉	少々
Ⓑ マヨネーズ	大さじ1/2
粒マスタード	大さじ1/2
パセリみじん切り	少々
バター	小さじ1
じゃがいも	40g
にんじん	30g
Ⓒ 酢	小さじ1/2
サラダ油	小さじ1
塩	少々

作り方
① タラに塩、こしょうをして10分そのままおく。
② Ⓑの調味料を合わせる。
③ ①の水分をふき、小麦粉をまぶす。
④ フライパンにバターを溶かし、③を焼き、返して②のソースを全体に塗り、蓋をして焼く。
⑤ じゃがいもとにんじんは1.5cm角に切り、柔らかくゆでる。
⑥ ⑤が温かいうちにⒸを混ぜて、つけ合せる。

アドバイス
● ひと塩のタラを使うときはこしょうをする。

ほうれん草ののり和え

●材料●

ほうれん草	80g
のり	1/4枚
⌈ しょう油	小さじ1/2
⌊ だし汁	小さじ1/2

作り方
① ほうれん草はゆでて、3～4cm長さに切る。
② しょう油（分量外）少々をふりかけて軽くしぼる。
③ のりは手で小さくちぎる。
④ しょう油とだし汁を混ぜ②と③を和える。

アドバイス
● ほうれん草を和えものにするときは、少量のしょう油をかけてしぼってから和えると水っぽくなくできる。
● 固くしぼりすぎないことも、おいしく食べるためのコツ。
● C型肝炎の人はレタスのおひたしに変えるとよい。

茶碗蒸し

●材料●

卵	1/2個
だし汁	1/2カップ
Ⓐ 塩	小さじ1/5
しょう油	少々
みりん	少々
にんじん	10g
ほうれん草	10g
生しいたけ	1個
鶏ひき肉	10g

作り方
① 卵を混ぜ、だし汁とⒶを入れて混ぜる。
② にんじんはせん切り、ほうれん草は2cm長さに切り、熱湯をかける。しいたけは薄切りにする。
③ ①を容器に入れ、鶏ひき肉と②を入れる。
④ 蒸気の上がった蒸し器で、3～4分強火で蒸し、さらに弱火にして15分蒸す。

アドバイス
● 中に入れる具にこだわらないで、あるものでつくるとよい。火加減に注意する。

主菜

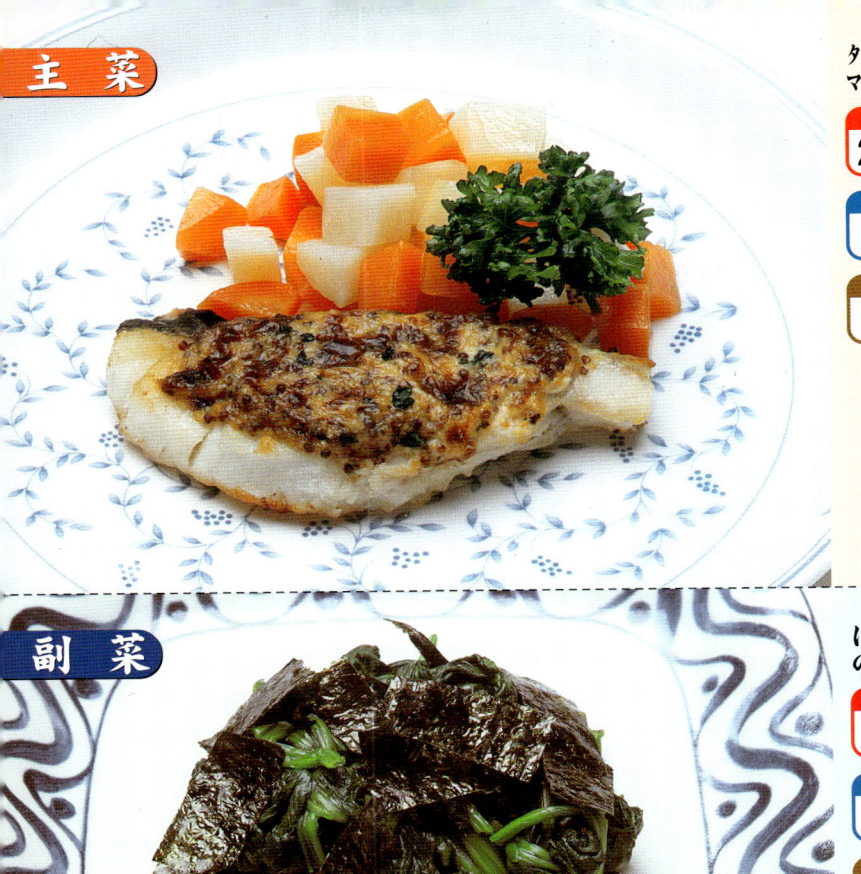

タラのマスタードソティー

- エネルギー: 282 kcal
- タンパク質: 19.2 g
- 脂質: 13.0 g

副菜

ほうれん草ののり和え

- エネルギー: 27 kcal
- タンパク質: 2.4 g
- 脂質: 0.4 g

もう一品

茶碗蒸し

- エネルギー: 63 kcal
- タンパク質: 5.8 g
- 脂質: 3.4 g

サケのマヨネーズ焼き

●材料●

生サケ	1切れ
┌ 塩	少々
└ こしょう	少々
小麦粉	少々
マヨネーズ	大さじ1
ミックスベジタブル	15g
油	少々
しめじ	20g
生しいたけ	1枚
エノキダケ	20g
ピーマン	10g
油	小さじ1
┌ 塩	少々
Ⓐ こしょう	少々
└ 酒	小さじ1

作り方

① サケは塩、こしょうをして小麦粉を薄くつける。
② マヨネーズとミックスベジタブルを混ぜ、①の上にのせる。
③ オーブントースターの天板にアルミホイルをしき、油を少しぬって②をのせ、7～8分焼く。
④ しめじは小房に分け、生しいたけは薄切り、エノキダケは半分に切る。ピーマンは細切りにする。
⑤ 油を熱したフライパンで、④の野菜を炒めてⒶの調味料で味つけをし、サケとつけ合わせる。

アドバイス

● カロリーが気になる場合は、ハーフカットのマヨネーズを使うとよい。
● 温かいうちにどうぞ。

マカロニサラダ

●材料●

にんじん	10g
キャベツ	20g
きゅうり	1/4本
ハム	1/2枚
マカロニ	15g
玉ねぎ（薄切り）	少々
マヨネーズ	大さじ2/3
┌ 塩	少々
└ こしょう	少々
サニーレタス	20g

作り方

① にんじんは細く切る。キャベツも細く切る。きゅうりは小口に切る。ハムは細く切る。
② キャベツときゅうりに塩（分量外）をしてしばらくおき、しぼる。
③ マカロニとにんじんはゆでてざるにあげ、冷ます。
④ ②③と玉ねぎをマヨネーズで和え、塩・こしょうで味をととのえる。
⑤ サニーレタスの上に盛りつける。

野菜の薄くず汁

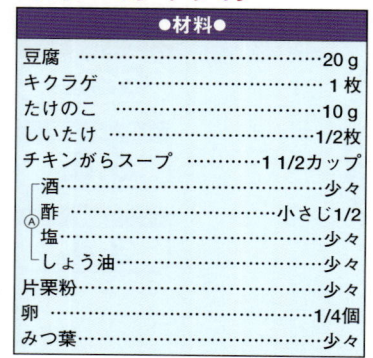

●材料●

豆腐	20g
キクラゲ	1枚
たけのこ	10g
しいたけ	1/2枚
チキンがらスープ	1 1/2カップ
┌ 酒	少々
┌ 酢	小さじ1/2
Ⓐ 塩	少々
└ しょう油	少々
片栗粉	少々
卵	1/4個
みつ葉	少々

作り方

① 豆腐は半分に切ってから薄く切る。
② キクラゲは戻して食べやすい大きさに切る。たけのこは薄切り、しいたけも薄く切る。
③ チキンがらスープを温めて②を入れ、沸騰したらアクを取って①を加える。
④ Ⓐの調味料を入れて味をととのえ、水溶き片栗粉を入れてとろみをつける。
⑤ さらに卵を回しかけ、みつ葉をちらす。

主菜

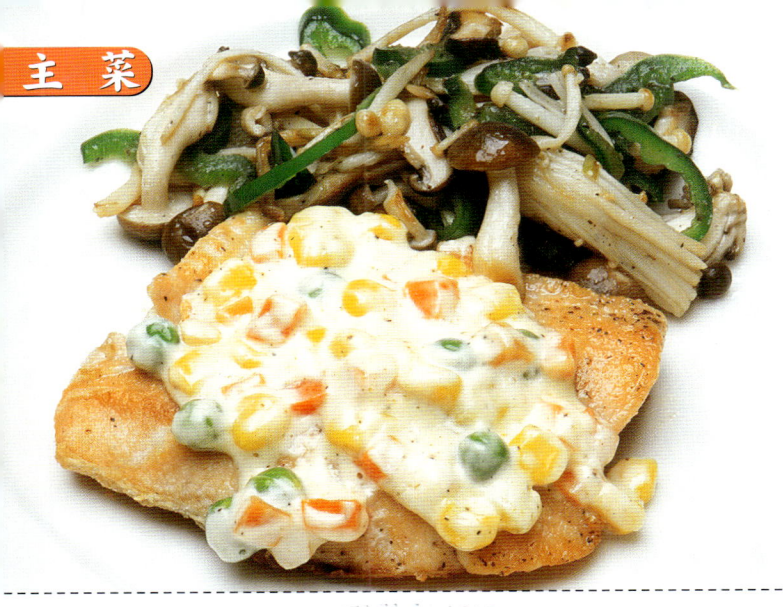

サケのマヨネーズ焼き

- エネルギー: 242 kcal
- タンパク質: 19.1 g
- 脂質: 15.6 g

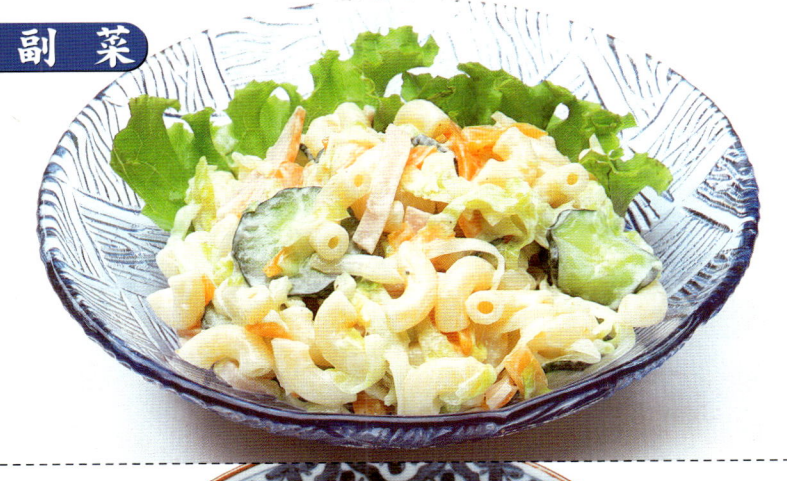

副菜

マカロニサラダ

- エネルギー: 141 kcal
- タンパク質: 4.7 g
- 脂質: 6.7 g

もう一品

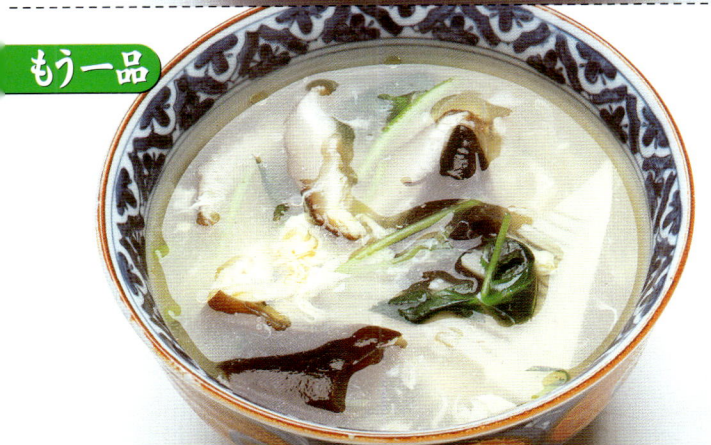

野菜の薄くず汁

- エネルギー: 62 kcal
- タンパク質: 6.8 g
- 脂質: 2.2 g

野菜の五目炒め

●材料●

豚モモ肉	60g
ⓐ しょう油	小さじ1
ⓐ 酒	小さじ1
ⓐ しょうが汁	少々
ほうれん草	50g
にんじん	20g
干ししいたけ	1枚
もやし	50g
春雨	5g
油	大さじ1/2
片栗粉	小さじ1/2
ⓑ 砂糖	少々
ⓑ 塩	小さじ1/4
ⓑ しょう油	少々
ⓑ 酒	小さじ1
ごま油	少々

作り方
① 豚肉は細く切り、Ⓐの調味料をふりかけておく。
② ほうれん草は4cm長さに切る。にんじんはせん切り、干ししいたけは戻して薄切りにする。春雨ももどしておく。
③ 中華鍋に油を熱し、①に片栗粉をまぶして手早く炒め、にんじん、しいたけ、ほうれん草、もやしの順に炒めて、Ⓑの調味料で手早く味をつける。
④ 最後に春雨を加えて混ぜ、火を止めてごま油を落とす。

アドバイス
● 材料を揃えて手早く炒める。春雨は野菜の水分を吸ってくれる。
● ほうれん草の変わりに小松菜でもよい。
● もやしは根を取るとでき上がりが美しく、歯ごたえもいいので、一手間をかけたいもの。

豆腐とカニの薄くず汁

●材料●

カニ	15g
豆腐	50g
中華スープ	1カップ
しょうが(細切り)	少々
ⓐ 塩	少々
ⓐ しょう油	少々
ⓐ 酒	小さじ1
片栗粉	少々
ごま油	少々
細ねぎ(小口切り)	少々

作り方
① 中華スープにしょうがを入れて煮立てる。
② ①にカニを入れ、豆腐をくずしながら入れて、Ⓐを加え味をととのえる。
③ 水溶き片栗粉を回しかけ、ごま油を入れ、細ねぎをちらす。

アドバイス
● ごま油は数滴で風味がよく、旨味、コクを出してくれる。

赤ピーマンのバター煮

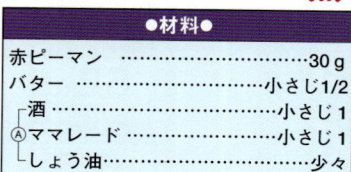

●材料●

赤ピーマン	30g
バター	小さじ1/2
ⓐ 酒	小さじ1
ⓐ ママレード	小さじ1
ⓐ しょう油	少々

作り方
① 赤ピーマンは1cm角に切る。
② バターで①を炒め、Ⓐを入れて煮る。

アドバイス
● カロチンは油と一緒に取ると吸収がよくなる。

主菜

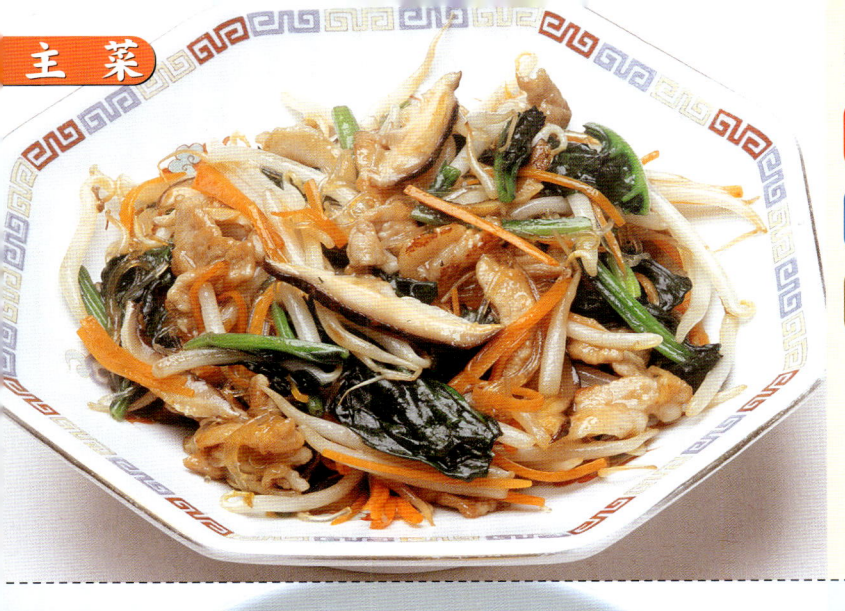

野菜の五目炒め
- エネルギー: 249 kcal
- タンパク質: 15.4 g
- 脂質: 13.8 g

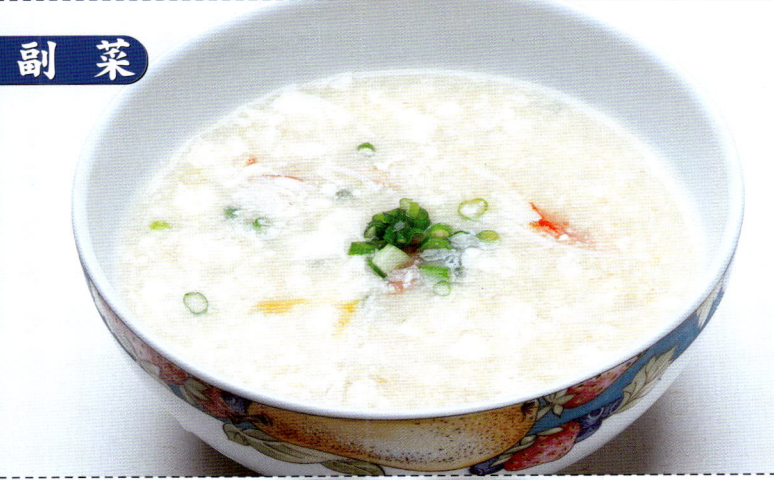

副菜

豆腐とカニの薄くず汁
- エネルギー: 45 kcal
- タンパク質: 4.0 g
- 脂質: 2.6 g

もう一品

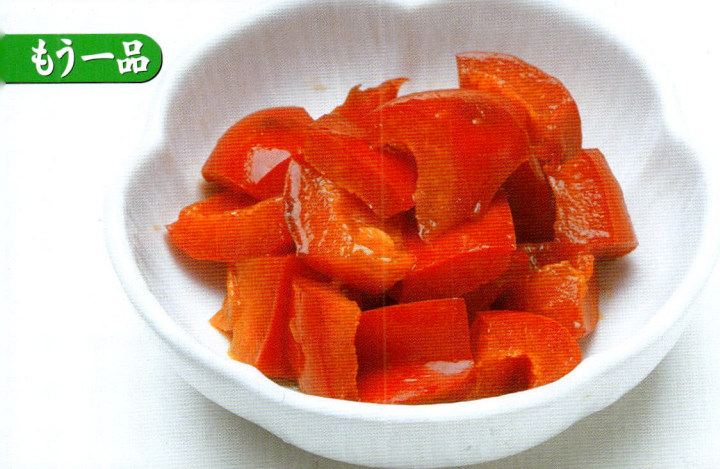

赤ピーマンのバター煮
- エネルギー: 44 kcal
- タンパク質: 0.3 g
- 脂質: 1.6 g

鶏肉のクリーム煮

●材料●
鶏肉	70g
塩	少々
こしょう	少々
じゃがいも	80g
にんじん	20g
生しいたけ	1枚
ブロッコリー	25g
小麦粉	適量
油	小さじ1
白ワイン	大さじ2
バター	小さじ1
牛乳	1/2カップ
塩	少々
こしょう	少々

作り方
① 鶏肉は一口大に切り、塩、こしょうをする。
② じゃがいも、にんじんは大きめのさいの目に切る。生しいたけも同様に切る。ブロッコリーはゆでておく。
③ ①に小麦粉をまぶし、油で炒め、白ワインを加えて蒸し焼きにする。
④ じゃがいもとにんじんを鍋に入れ、水をひたひたに入れて1分ぐらいゆでる。バターと牛乳、生しいたけを加え、柔かく煮て塩、こしょうで味をととのえる。
⑤ ③の鍋に④を入れ、全体を軽く混ぜてブロッコリーを加え、仕上げる。

ごぼうのサラダ

●材料●
ごぼう	40g
しょう油	少々
Ⓐ酢	小さじ1
だし汁	大さじ2
さやいんげん	2本
マヨネーズ	大さじ1/2
レタス	20g
白炒りごま	少々

作り方
① ごぼうは細く切ってゆで、Ⓐで下煮をして冷ましておく。
② さやいんげんはゆでて、斜め薄切りにする。
③ ①②をマヨネーズで和える。
④ レタスをしいて盛りつけ、白ごまをかける。

アドバイス
● ごぼうは食物繊維の代表選手。
● シャキッとした歯ざわりが好みの方は、固めにゆでる。

しらたきの真砂和え

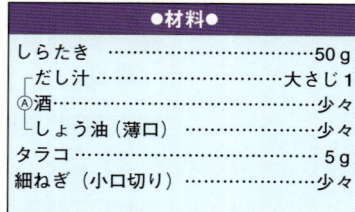

●材料●
しらたき	50g
だし汁	大さじ1
Ⓐ酒	少々
しょう油（薄口）	少々
タラコ	5g
細ねぎ（小口切り）	少々

作り方
① しらたきはゆでて、2～3か所包丁で切り、Ⓐで下煮をする。
② ほぐしたタラコと①をよく混ぜる。
③ 器に入れ、細ねぎを散らす。

アドバイス
● カニかまぼこやちくわと和えてもよい。
● しらたきととんぶりを和えてもおいしい。

主菜

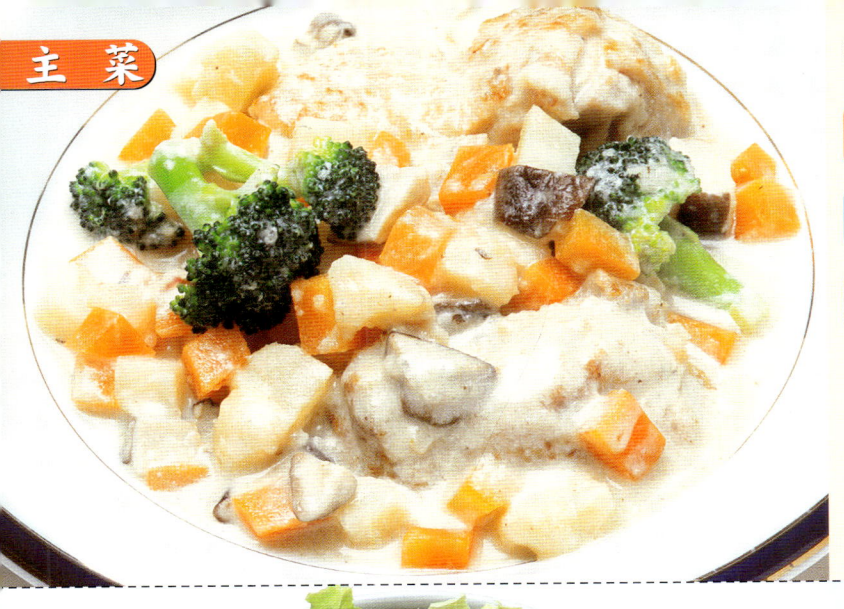

鶏肉のクリーム煮

- エネルギー: 367 kcal
- タンパク質: 17.6 g
- 脂質: 21.1 g

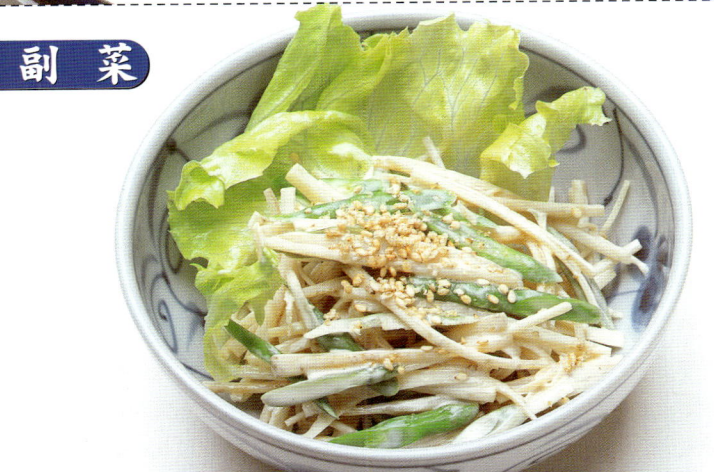

副菜

ごぼうのサラダ

- エネルギー: 72 kcal
- タンパク質: 1.1 g
- 脂質: 4.5 g

もう一品

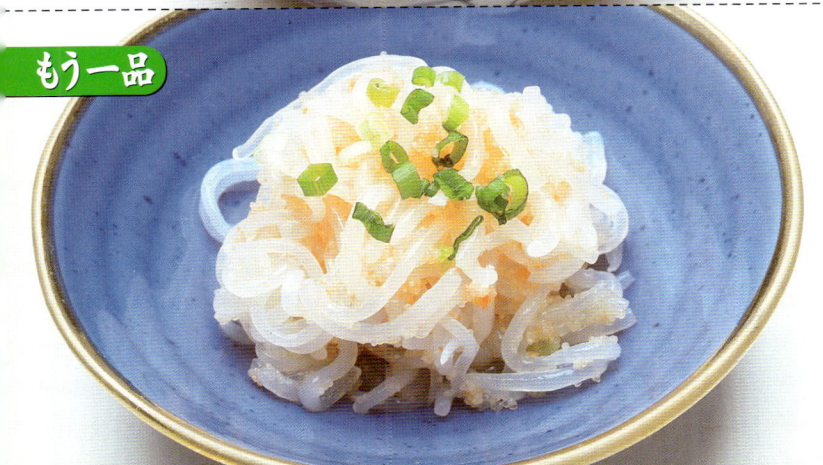

しらたきの真砂和え

- エネルギー: 15 kcal
- タンパク質: 1.5 g
- 脂質: 0.2 g

和風ハンバーグ

●材料●

玉ねぎ	20g
豆腐（木綿）	50g
牛ひき肉	40g
┌パン粉	大さじ1
│牛乳	大さじ1/2
│卵	1/4個
Ⓐ塩	少々
│こしょう	少々
└ナツメグ	少々
油	小さじ1
大根おろし	50g
細ねぎ	少々
ブロッコリー	40g
トマト	1/4個

作り方
① 玉ねぎはみじん切りにして電子レンジで15〜20秒加熱する。
② 豆腐は水分をしぼる。
③ ひき肉に①と②、Ⓐの材料を入れ、粘りが出るまで手でよく混ぜる。
④ ③を形づくり、油を熱したフライパンに入れ、表面を20〜30秒強火で焼き、弱火にして2分フライパンを動かしながら焼く。返して裏も同様に焼く。
⑤ 大根おろしと小口切りにした細ねぎをハンバーグの上に飾る。ゆでたブロッコリーとくし形に切ったトマトをそえる。

アドバイス
● ひき肉は好みで鶏肉、豚肉にかえるとよい。
● 大根おろしのかわりに、しいたけやしめじを炒めて、きのこソースをかけるのもよい。

キャベツとリンゴのサラダ

●材料●

キャベツ	60g
塩	少々
リンゴ	1/8個
マヨネーズ	大さじ1/2

作り方
① キャベツは細く切り、塩をしてしんなりしたら軽く絞る。
② リンゴはいちょうに切る。
③ ①②を食べる直前に、マヨネーズで和える。

アドバイス
● キャベツは絞り過ぎない。
● 好みのドレッシングをかけてもよい。

たたききゅうり

●材料●

きゅうり	1/4本
┌しょう油	小さじ1/2
Ⓐ酢	小さじ1/2
└塩	少々
しょうが	少々
とうがらし	少々

作り方
① きゅうりは熱湯に通し、水をかけて冷す。
② すりこぎでたたき、ヒビが入ったら半分に切って、さらに細く切る。
③ Ⓐの調味料を合わせ、②としょうが、とうがらしを入れて漬け込む。

アドバイス
● 野菜の1品は食卓がさみしい時に重宝する。
● ごま油を落とすと風味もよくなる。

主菜

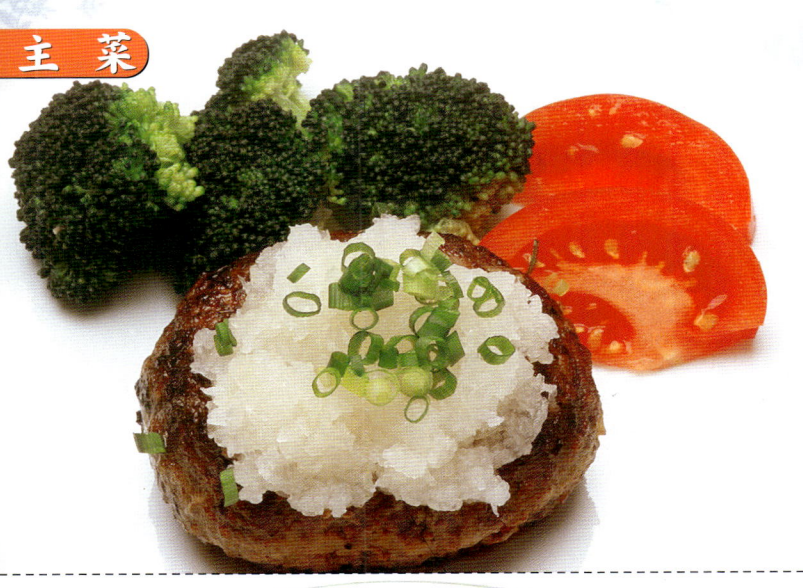

和風ハンバーグ

- エネルギー **234**kcal
- タンパク質 **15.9**g
- 脂質 **14.3**g

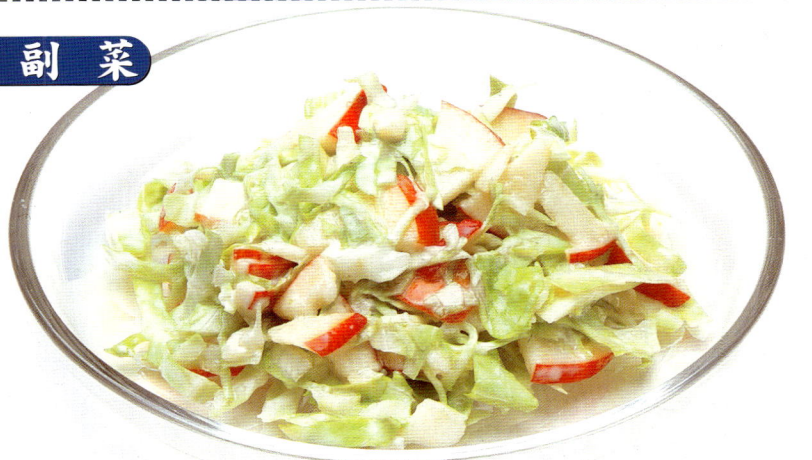

副菜

キャベツとリンゴのサラダ

- エネルギー **65**kcal
- タンパク質 **0.7**g
- 脂質 **4.6**g

もう一品

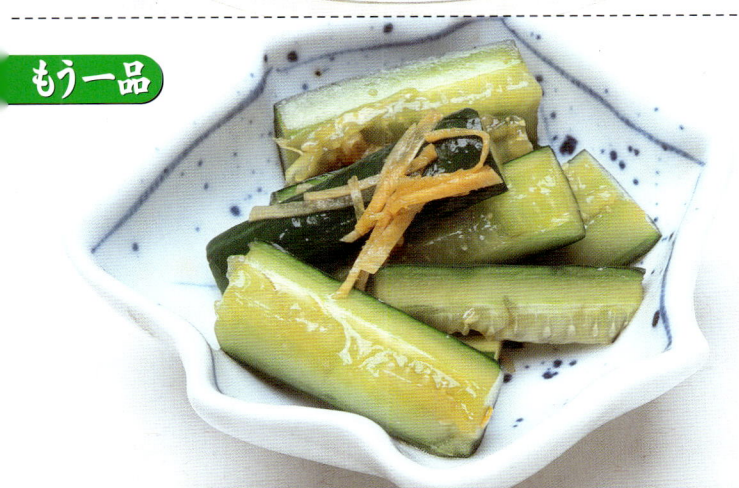

たたききゅうり

- エネルギー **10**kcal
- タンパク質 **0.5**g
- 脂質 **0.5**g

ササミのチーズロール揚げ

●材料●

チーズ	20g
鶏ササミ	60g
塩	少々
こしょう	少々
キャベツ	40g
ブロッコリー	30g
のり	1/4枚
青しそ	2枚
小麦粉	適量
とき卵	適量
パン粉	適量
油	適量
プチトマト	1個

作り方
① チーズは棒状に切る。
② 鶏ササミは筋をとり、包丁で観音開きにして肉叩きで叩いてのばし、軽く塩、こしょうをする。
③ キャベツはせん切りにする。ブロッコリーは小房に分けてゆでる。
④ ②の上にのりと青シソをおき、①を芯にしてのり巻きの要領でくるっと巻く。
⑤ ④に小麦粉、とき卵、パン粉の順につけ、170℃の油で揚げる。
⑥ キャベツ、ブロッコリー、プチトマトと一緒に盛り合わせる。

アドバイス
● ササミはタンパク質が多く脂質が少ない。
● 揚げたてはチーズがとろっとしておいしい。にんじん、セロリなど野菜の細切りを巻いてもよい。

おかひじきのおひたし

●材料●

おかひじき	50g
しょう油	少々
かつお節	少々

作り方
① おかひじきはゆでて冷まし、ざく切りにする。
② おかひじきにしょう油とかつお節を混ぜて和える。

アドバイス
● おかひじきはカルシウム、ビタミンAが多い。
● 酢みそ和えなどにしてもおいしい。
● おかひじきは海岸に自生し、食用野草とされていたが、近年は栽培ものが通年出まわっている。
● C型肝炎の人は白菜やキャベツのおひたしに変えるとよい。

みぞれ汁

●材料●

生しいたけ	1枚
かまぼこ	1枚
だし汁	2/3カップ
Ⓐ 塩	少々
Ⓐ しょう油	少々
大根おろし	80g
片栗粉	少々
みつ葉	少々

作り方
① 生しいたけは薄切りにする。
② だし汁を温めて、①とかまぼこを入れ、Ⓐの調味料で味つけをする。
③ 大根おろしを入れ、味をととのえて、水とき片栗粉を回しかける。
④ みつ葉を散らす。

アドバイス
● 大根おろしを入れてからは、煮すぎないこと。

主菜

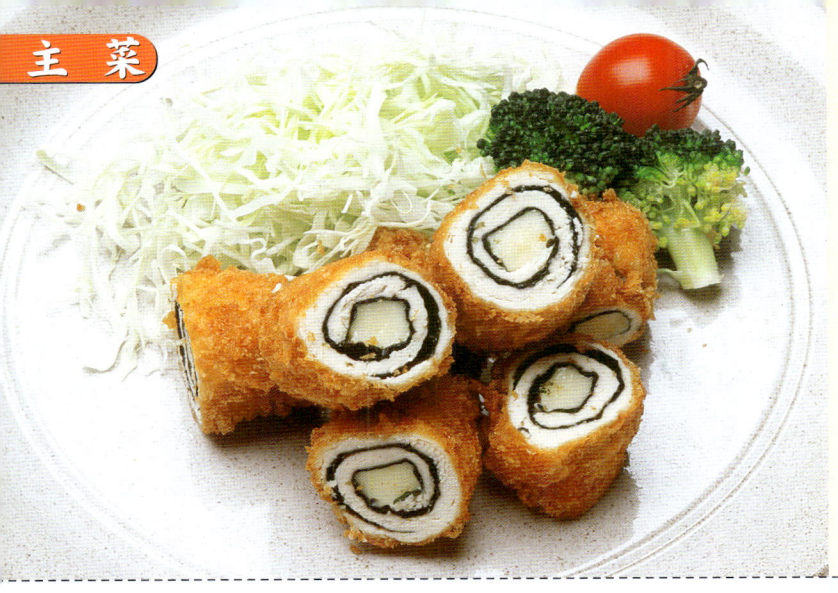

ササミのチーズロール揚げ

- エネルギー **303** kcal
- タンパク質 **23.2** g
- 脂質 **17.2** g

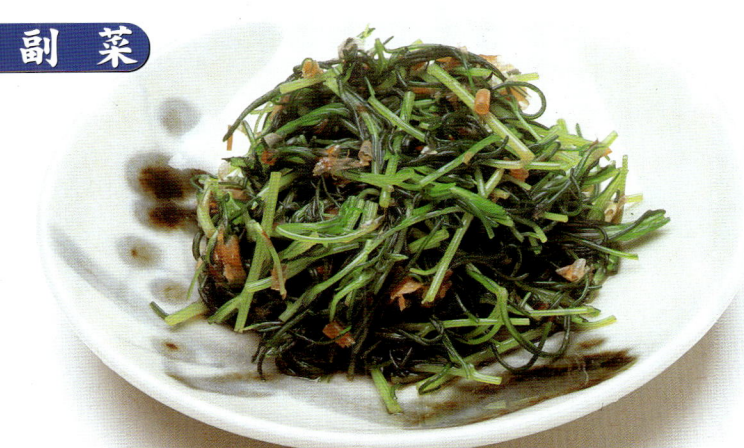

副菜

おかひじきのおひたし

- エネルギー **11** kcal
- タンパク質 **0.9** g
- 脂質 **0.1** g

もう一品

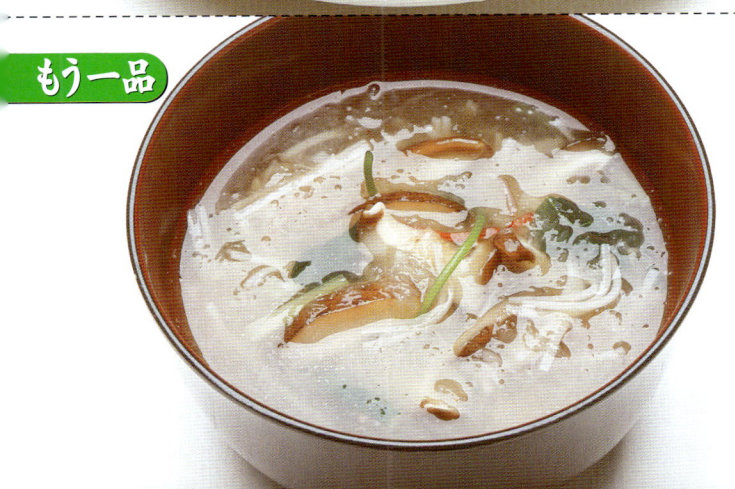

みぞれ汁

- エネルギー **38** kcal
- タンパク質 **2.4** g
- 脂質 **0.5** g

ねぎオムレツ

●材料●

細ねぎ	3本
ブロッコリー	30g
卵	1.5個
のり	1/4枚
塩	少々
こしょう	少々
バター	小さじ1/2
サラダ油	小さじ1
プチトマト	2個

作り方

① 細ねぎは2cmに切る。
② ブロッコリーを小房に分けてゆでる。
③ 割りほぐした卵に①とのりを手でちぎって入れ、塩、こしょうをして混ぜる。
④ バターとサラダ油を熱したフライパンに③を流し込み、割り箸で大きく円を描くようにし、半熟状態になったら形をととのえながら焼く。
⑤ ②のブロッコリーとプチトマトをそえて盛る。

アドバイス

● 細ねぎをたっぷり使うとよい。また、パセリの粗みじんを入れてもよい。
● ねぎの青い部分やパセリには、カルシウム、ビタミンA、Cが多い。

なすのトマト煮

●材料●

なす	1個
ベーコン	1/4枚
玉ねぎ	40g
トマト	50g
油	小さじ1
水	大さじ3
Ⓐ 砂糖	少々
Ⓐ 塩	少々
粉チーズ	少々

作り方

① なすは半分に切る。皮面に斜めに包丁目を入れ、さらに半分に切る。
② ベーコンは細切り、玉ねぎはみじん切りにする。トマトは粗いみじん切りにする。
③ 鍋に油を熱し、ベーコンと玉ねぎを炒め、①を入れてさらによく炒める。
④ なすに油が回ってきたら、トマトを加えて炒める。
⑤ 水とⒶの調味料を入れ、12～3分煮る。
⑥ 器に盛って粉チーズをかける。

キャベツの浅漬け

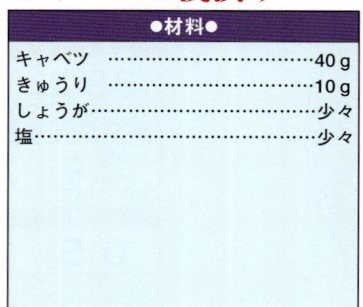

●材料●

キャベツ	40g
きゅうり	10g
しょうが	少々
塩	少々

作り方

① キャベツは細く切る。きゅうりは小口切りにする。
② しょうがはせん切りにする。
③ ①の材料に塩をふり、手でもんでしばらくおく。
④ 器に盛るときにしょうがも混ぜる。

アドバイス

● しその実、しその葉、みょうが、塩昆布などを混ぜてもおいしい。

主菜

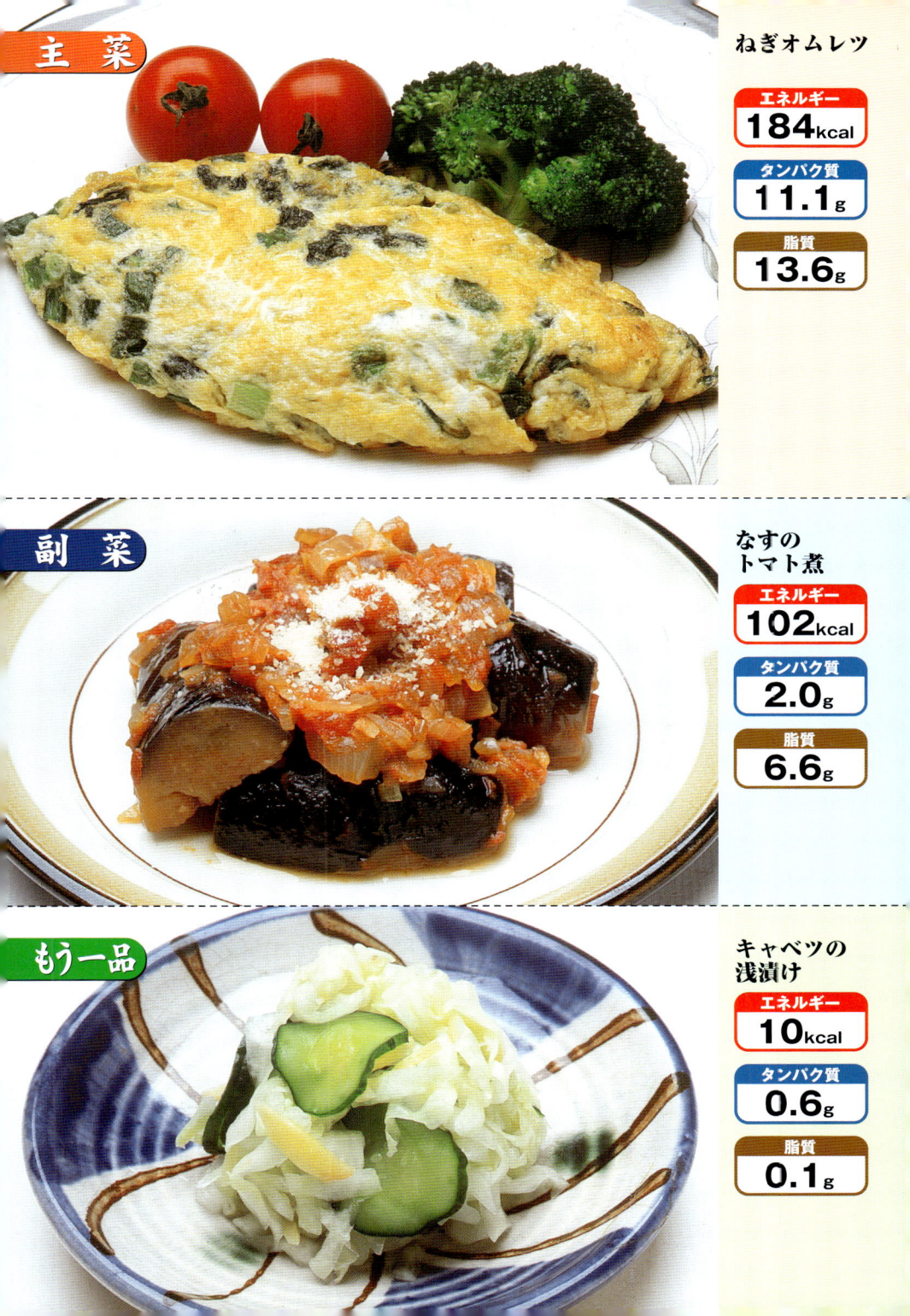

ねぎオムレツ

- エネルギー: 184 kcal
- タンパク質: 11.1 g
- 脂質: 13.6 g

副菜

なすのトマト煮

- エネルギー: 102 kcal
- タンパク質: 2.0 g
- 脂質: 6.6 g

もう一品

キャベツの浅漬け

- エネルギー: 10 kcal
- タンパク質: 0.6 g
- 脂質: 0.1 g

鶏肉の照り焼き

●材料●

鶏モモ肉	90g
Ⓐ しょう油	大さじ1/2
酒	大さじ1/2
みりん	小さじ1
ねぎ	1/2本
油	大さじ1/2

作り方
① 鶏モモ肉はⒶの調味料に30分ぐらい漬けておく。
② ねぎは3cm長さに切る。
③ フライパンに油を熱し、①の表面に焦げめをつけ、水を大さじ2(分量外)くらい加えて汁がなくなるまで焼きつける。
④ ねぎは網の上で焦げめがつくまで焼く。
⑤ ③を食べやすい大きさに切り、ねぎをそえる。

アドバイス
● 焦げつきやすいので、焦がさないように注意する。
● ご飯にのせて照り焼き丼にしてもよい。

かぼちゃのバター煮

●材料●

かぼちゃ	80g
砂糖	大さじ1/2
塩	少々
バター	小さじ1/2

作り方
① かぼちゃは一口大に切る。
② 鍋にかぼちゃと水少々(分量外)、砂糖、塩を入れて、やわらかくなるまで煮る。
③ バターを入れ、火を止める。

アドバイス
● かぼちゃに含まれるカロチンは、油とともに食べると吸収がよい。少しのバターでもコクが出ておいしくなるので、仕上げに入れるとよい。

なすの辛子漬け

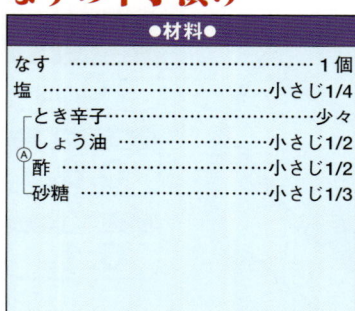

●材料●

なす	1個
塩	小さじ1/4
Ⓐ とき辛子	少々
しょう油	小さじ1/2
酢	小さじ1/2
砂糖	小さじ1/3

作り方
① なすは半分に切り、さらにヨコ半分に切ってタテに5～6mmの厚さに切る。水にはなしてから水をきり、塩をしてもんだらしぼっておく。
② Ⓐの調味料を合わせる。
③ なすを②で和える。

アドバイス
● なすは200種もの品種があるといわれている。和風にも洋風にも使われる。
● ヘタにトゲのある新鮮なものを選ぶとよい。

主菜

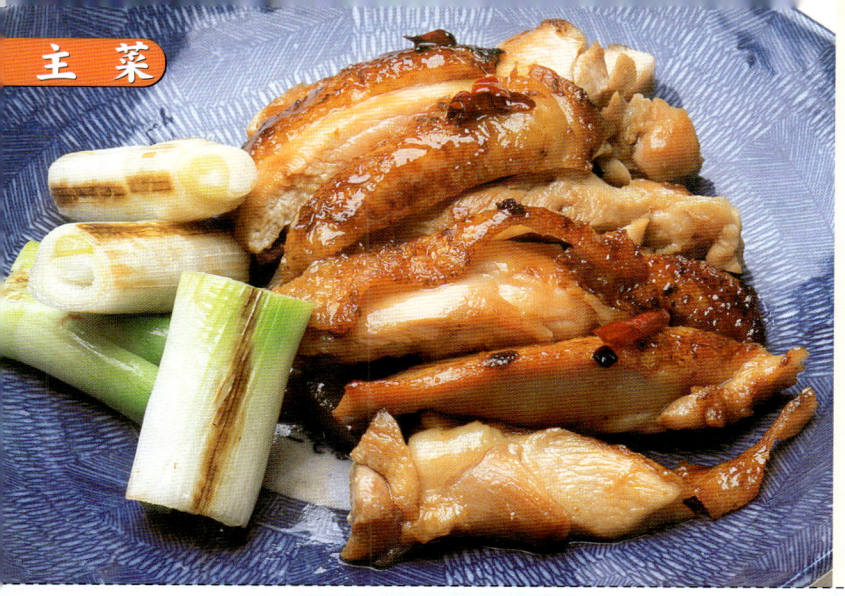

鶏肉の照り焼き

- エネルギー: 272 kcal
- タンパク質: 15.5 g
- 脂質: 18.6 g

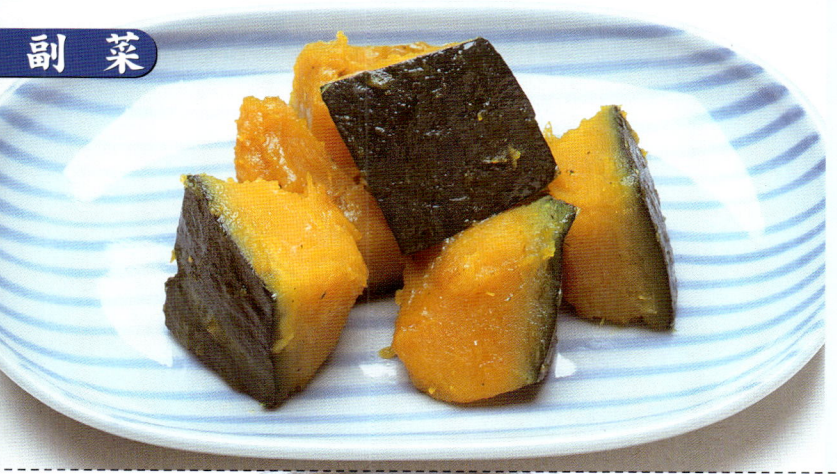

副菜

かぼちゃのバター煮

- エネルギー: 106 kcal
- タンパク質: 1.5 g
- 脂質: 1.8 g

もう一品

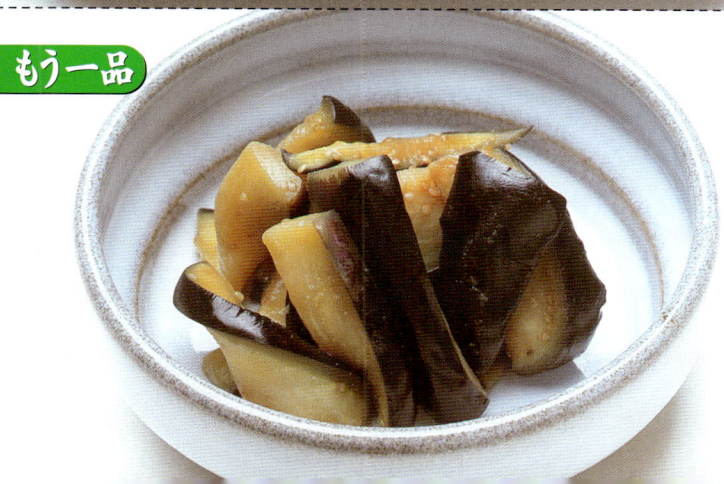

なすの辛子漬け

- エネルギー: 17 kcal
- タンパク質: 0.6 g
- 脂質: 0.4 g

しいたけの肉詰め

●材料●

生しいたけ	4枚
アスパラ	30g
鶏ひき肉	50g
Ⓐ パン粉	大さじ1
Ⓐ 牛乳	大さじ1/2
Ⓐ とき卵	1/4個
塩	少々
こしょう	少々
小麦粉	少々
油	大さじ1/2
レモン	少々

作り方

① 生しいたけの軸を取り、石づきをとってみじん切りにする。
② アスパラは軸の方の皮をむき、斜めに切る。
③ 鶏ひき肉にみじん切りにしたしいたけの軸とⒶを混ぜ、塩、こしょうをしてさらによく混ぜる。
④ しいたけの傘の内側に茶こしで小麦粉を少々ふりかけ、③を手で抑えながら形づくる。
⑤ フライパンに油を熱し、②をさっと炒める。
⑥ 同じフライパンに④を肉のほうから入れて焼き、返して両面を焼く。
⑦ レモンをそえて盛りつける。

アドバイス

● しいたけの軸は捨てないで使う。

ピーマンとジャコの炒め煮

●材料●

ピーマン	70g
ジャコ	8g
油	小さじ1弱
だし汁	大さじ1
酒	大さじ1/2
しょう油	小さじ1/2
砂糖	少々

作り方

① ピーマンは細切りにする。
② 油を熱した鍋に①を入れて炒める。
③ だし汁と酒、ジャコを加えて混ぜ、しょう油、砂糖を入れて煮含める。

アドバイス

● ピーマンの匂いがなく、思ったよりたくさん食べられる。シラス干しもジャコもカタクチイワシの稚魚。蒸して生干しにしたものをシラス干し、干し上げたものをジャコという。

菜果なます

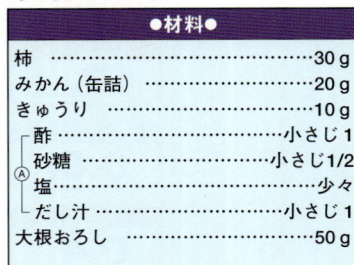

●材料●

柿	30g
みかん（缶詰）	20g
きゅうり	10g
Ⓐ 酢	小さじ1
Ⓐ 砂糖	小さじ1/2
Ⓐ 塩	少々
Ⓐ だし汁	小さじ1
大根おろし	50g

作り方

① 柿は皮をむいて、さいの目に切る。きゅうりもさいの目に切る。
② Ⓐの調味料とだし汁を合わせる。
③ 大根おろしの水気をきり、①とみかんを混ぜ合せ、②で和える。

アドバイス

● 柿は日本を代表する果物。ビタミンC・カロチンが多いので出盛りの時にたくさん食べたい。

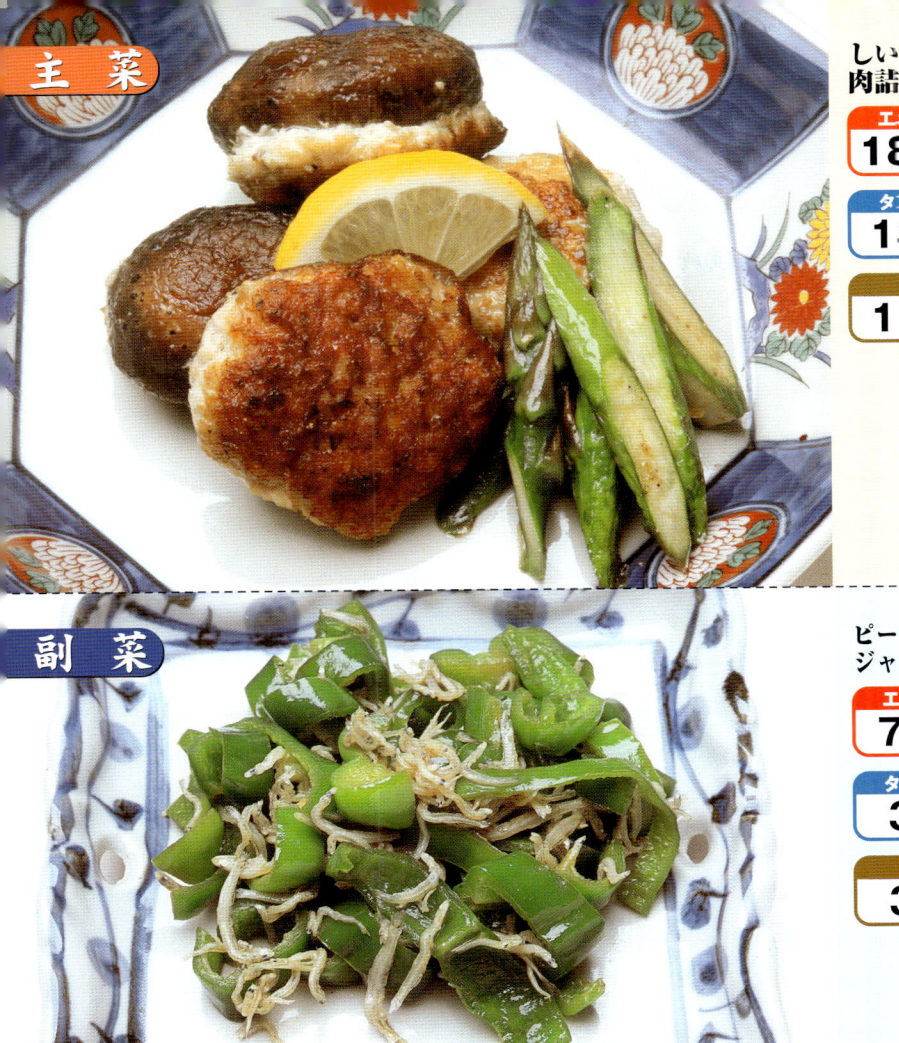

主菜 — しいたけの肉詰め

- エネルギー: 182 kcal
- タンパク質: 13.4 g
- 脂質: 11.7 g

副菜 — ピーマンとジャコの炒め煮

- エネルギー: 71 kcal
- タンパク質: 3.9 g
- 脂質: 3.4 g

もう一品 — 菜果なます

- エネルギー: 46 kcal
- タンパク質: 0.6 g
- 脂質: 0.1 g

カレイの揚げ煮

●材料●
カレイ	1切
片栗粉	適量
揚げ油	適量
水	1/4カップ
Ⓐ しょう油	小さじ1
Ⓐ 酒	大さじ1/2
Ⓐ 砂糖	小さじ1
生わかめ	10g
大根おろし	50g
細ねぎ	少々

作り方
① カレイは片栗粉をつけて、から揚げにする。
② 水とⒶの調味料を煮たて、①をさっと煮て皿に盛りつける。
③ 煮汁に生わかめを入れてさっと煮、②にそえる。
④ カレイの上に大根おろしを盛りつけ、煮汁をかける。
⑤ 上から小口に切った細ねぎを散らす。

アドバイス
● カレイはクセがなく、淡白な味でおいしい。疲れをとるタウリンを多く含む。真ガレイ、マコガレイ、石ガレイなど種類が多い。

大根とカニかまの和えもの

●材料●
大根	80g
塩	小さじ1/5
酢	小さじ1
カニかまぼこ	20g
大根の葉	20g
マヨネーズ	大さじ1/2
こしょう	少々
サラダ菜	1枚

作り方
① 大根はせん切りにして塩と酢をし、しんなりしたら絞る。
② 大根の葉はさっと熱湯にとおし、細かく切る。
③ カニかまぼこはほぐす。
④ ①②③をマヨネーズで和え、こしょうをふる。
⑤ サラダ菜をしいて盛りつける。

アドバイス
● カロリーが気になる場合は、ノンオイルドレッシングや1/2カロリーのマヨネーズなどを利用するとよい。

ふきの土佐煮

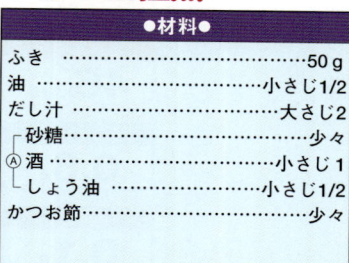

●材料●
ふき	50g
油	小さじ1/2
だし汁	大さじ2
Ⓐ 砂糖	少々
Ⓐ 酒	小さじ1
Ⓐ しょう油	小さじ1/2
かつお節	少々

作り方
① ふきはゆでて皮をむき、3～4cm長さに切る。
② 鍋に油を入れ、①を炒めてだし汁とⒶの調味料、かつお節を入れて煮る。

アドバイス
● 数少ない日本原産の野菜のひとつ。
● ふきのつぼみ"ふきのとう"は2月頃、土の中から顔を出す。炒めてふきみそにするとおいしい。
● ふきの葉も炒めて佃煮にするとよい。

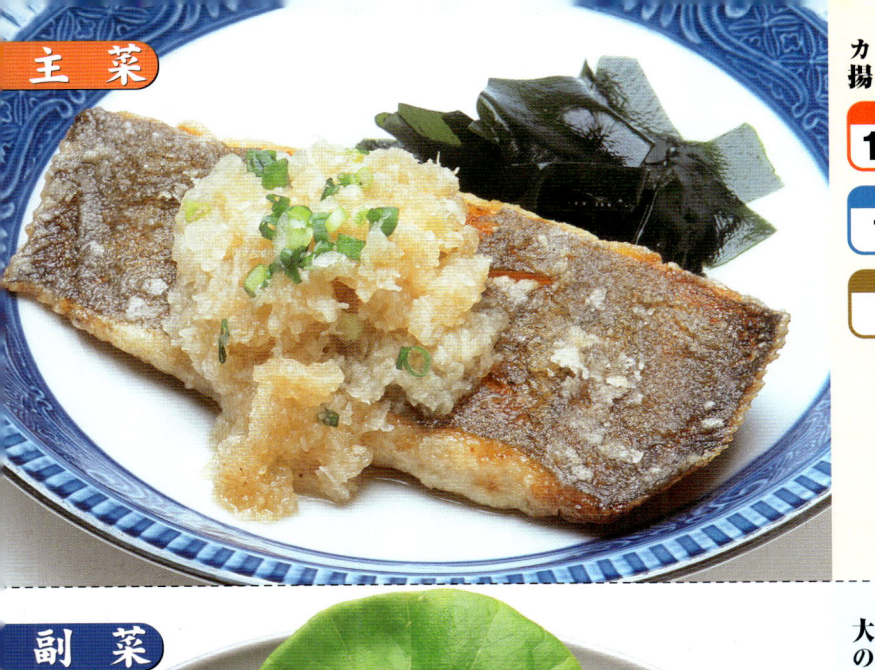

主菜 — カレイの揚げ煮
- エネルギー: 151 kcal
- タンパク質: 14.5 g
- 脂質: 5.0 g

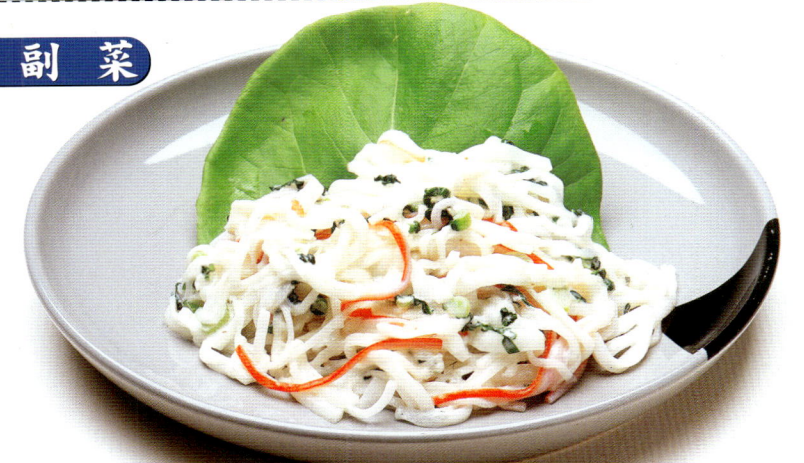

副菜 — 大根とカニかまの和えもの
- エネルギー: 72 kcal
- タンパク質: 1.9 g
- 脂質: 4.6 g

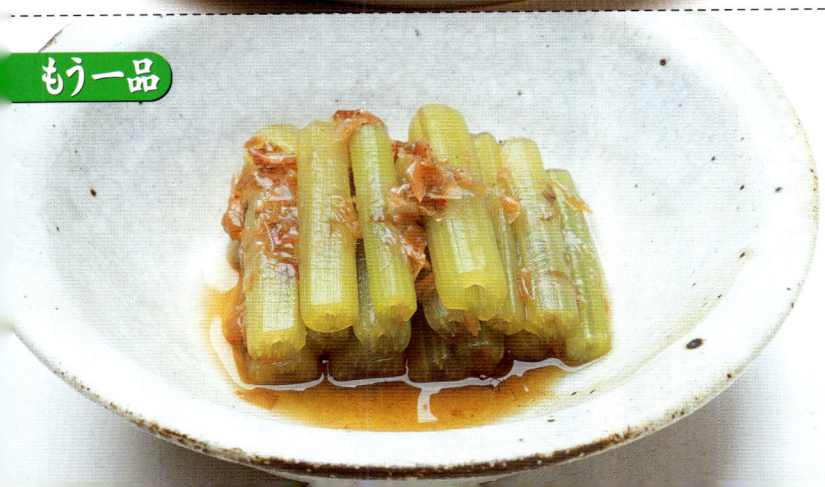

もう一品 — ふきの土佐煮
- エネルギー: 32 kcal
- タンパク質: 0.4 g
- 脂質: 2.0 g

豚ヒレ肉のソティー大根ソース

●材料●

豚ヒレ肉	80g
A { 塩	少々
こしょう	少々
なす	1/2個
油	大さじ1
小麦粉	適量
酒	小さじ1
大根おろし	50g
細ねぎ	1本
白ごま	少々

作り方

① ヒレ肉は厚めに切り、塩、こしょうをする。
② なすは輪切りにする。
③ フライパンに油の半量を入れ、②の両面を焼いて皿に取る。
④ ①に小麦粉を薄くまぶし、残りの油を入れたフライパンで①の両面をソティーし、酒をふる。なすと一緒に皿に盛る。
⑤ 大根おろしの水気をきり、ヒレ肉の上にかけ、細ねぎの小口切りと白ごまをちらす。
⑥ ポン酢しょう油などで食べる。

アドバイス

● やわらかいヒレ肉は、脂質が少なくダイエット向きの素材。牛肉も同様。

切干大根の煮物

●材料●

切干大根	10g
にんじん	20g
油揚げ	1/4枚
だし汁	1/2カップ
A { 砂糖	小さじ1
しょう油	小さじ1
酒	小さじ1
塩	少々

作り方

① 切干大根は水につけて戻し、水気をしぼる。にんじんは5mm幅の細切り、油揚げも同じような大きさに細く切る。
② 鍋にだし汁と①を入れ、煮立ったら弱火で4～5分煮る。
③ Ⓐの調味料を加え、煮汁が少なくなるまで煮る。

アドバイス

● 乾燥野菜には栄養素が凝縮している。切干大根は食物繊維とカルシウムが豊富。
● 天気がよく乾燥した冬に、皮むき器で薄く削いで、数日干すと手作りが味わえる。

アスパラの焼きびたし

●材料●

アスパラ	2本
A { しょう油	小さじ1
酢	小さじ1/2

作り方

① アスパラは根に近い部分の皮を薄くむく。
② 網にのせて焼き、3～4cm長さに切る。
③ Ⓐの調味料を合わせた汁に漬ける。

アドバイス

● アスパラは鮮度が落ちやすいので、早めに使いきる。たんぱく質とアスパラギンを含んでいる。

主菜

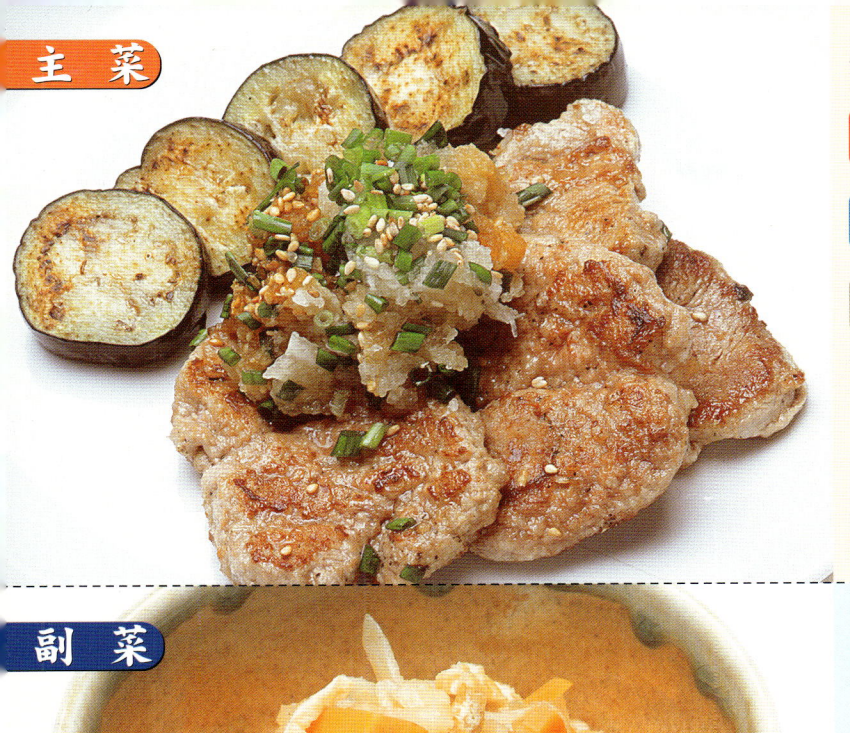

豚ヒレ肉のソティー
大根ソース

- エネルギー **239**kcal
- タンパク質 **20.3**g
- 脂質 **13.6**g

副菜

切干大根の煮物

- エネルギー **72**kcal
- タンパク質 **2.2**g
- 脂質 **2.5**g

もう一品

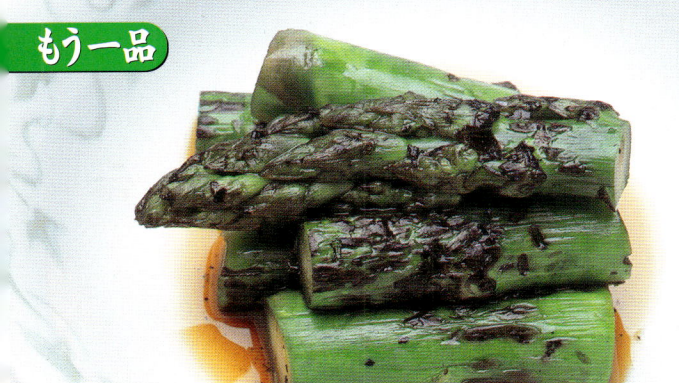

アスパラの焼きびたし

- エネルギー **9**kcal
- タンパク質 **1.0**g
- 脂質 **0**g

牛肉のコロコロステーキ

●材料●

牛ヒレ肉	70g
こんにゃく	50g
油	大さじ1/2
Ⓐ ┌ しょう油	小さじ1
├ みりん	小さじ1
└ 酒	小さじ2
じゃがいも	1/2個
プチトマト	2個
パセリ	少々

作り方

① 牛肉は角切りにして塩、こしょう（分量外）する。
② こんにゃくは5mm厚さに切り、真中に包丁で切り目を入れ、手綱こんにゃくにする。
③ 油を熱し①を転がしながら炒め、皿に取る。
④ 油を少したして、コンニャクを炒め、Ⓐの調味料を入れて、炒り煮にする。
⑤ じゃがいもは一口大に切り、ゆでて粉ふきいもをつくる。
⑥ ステーキと粉ふきいも、プチトマト、パセリを盛り合わせる。

アドバイス

● サイコロ状に形成された肉が販売されているが、ラードなど脂を入れて加工したものもあるので注意が必要。

キャベツのブレゼレモン風味

●材料●

キャベツ	100g
ベーコン	1/2枚
にんじん	10g
油	小さじ1弱
スープ	1/4カップ
白ワイン	大さじ1
ローリエ	少々
┌ 塩	少々
└ こしょう	少々
レモン汁	適量
パセリ（みじん切り）	少々

作り方

① キャベツはざく切りにする。ベーコンは1cm幅に切る。にんじんは短冊に切る。
② 油を熱した鍋にベーコン、にんじん、キャベツの順に炒め、スープと白ワイン、ローリエを入れ、材料が柔らかくなるまで煮る。塩、こしょうで味をととのえる。
③ レモン汁をかけ、パセリをふる。

アドバイス

● ブレゼとは蒸し煮の意味。野菜にハムやベーコンを入れ、スープを加えて蒸し煮をする。
● 玉ねぎ、セロリ、にんじん、かぶなど野菜をかえてみるとよい。

にんじんとレーズンのサラダ

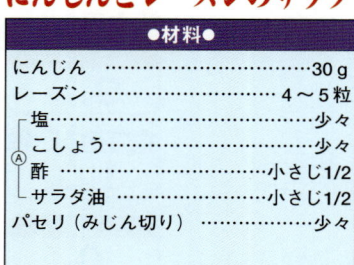

●材料●

にんじん	30g
レーズン	4～5粒
Ⓐ ┌ 塩	少々
├ こしょう	少々
├ 酢	小さじ1/2
└ サラダ油	小さじ1/2
パセリ（みじん切り）	少々

作り方

① にんじんはせん切りにする。
② ①とレーズンをラップに包み、電子レンジで加熱する。
③ Ⓐの調味料を入れて混ぜる。
④ 盛りつけてパセリをちらす。

アドバイス

● カッテージチーズとにんじんを和えても、色がきれいでおいしい。
● にんじんは甘味が出て、たくさん食べられる。

主菜

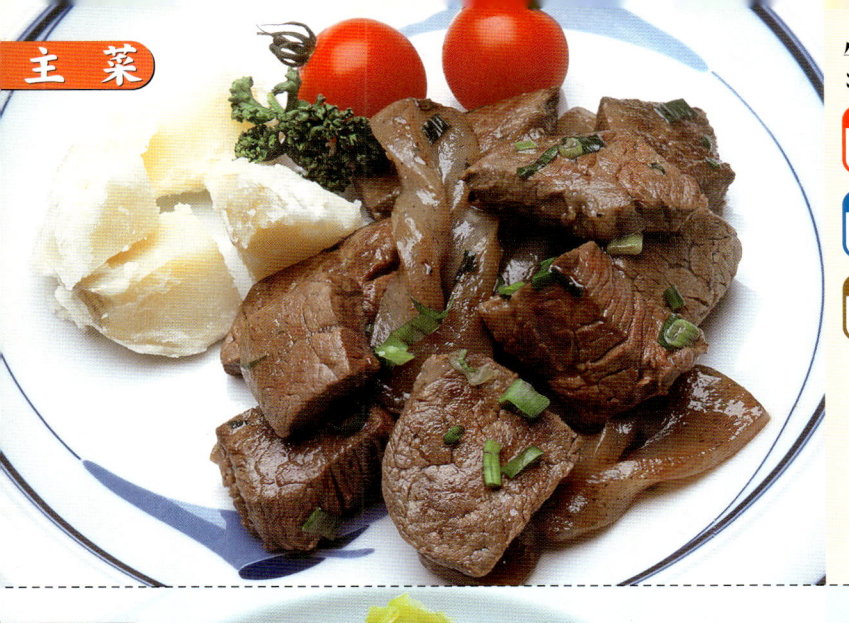

牛肉のコロコロステーキ

- エネルギー 238 kcal
- タンパク質 14.4 g
- 脂質 13.5 g

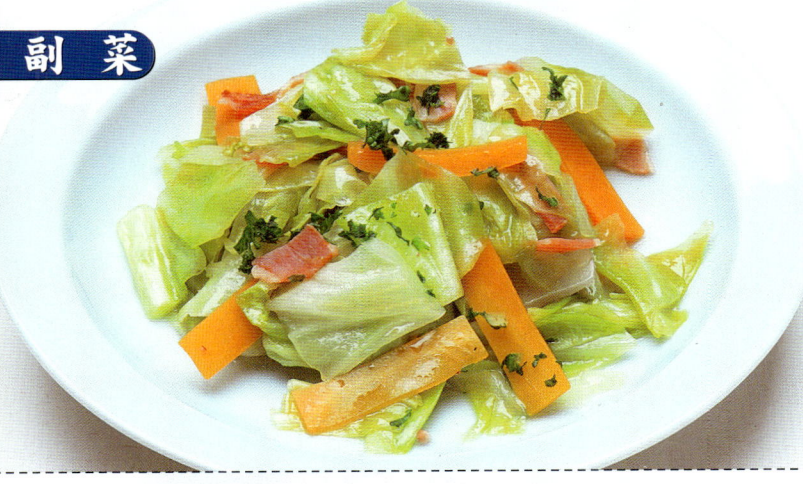

副菜

キャベツのブレゼ レモン風味

- エネルギー 88 kcal
- タンパク質 2.0 g
- 脂質 5.2 g

もう一品

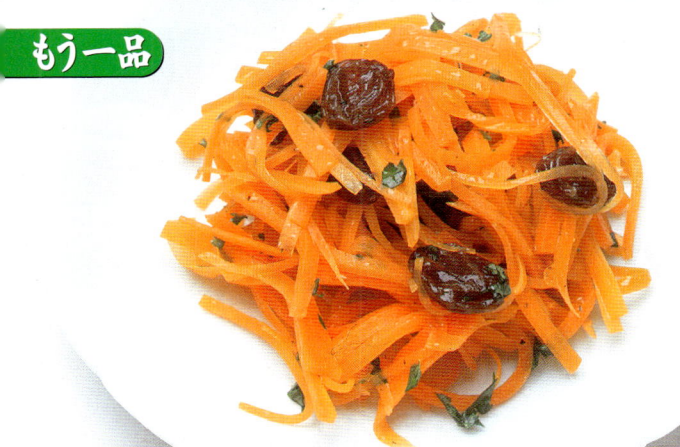

にんじんとレーズンのサラダ

- エネルギー 36 kcal
- タンパク質 0.4 g
- 脂質 2.0 g

肉団子となすの炒めあん

●材料●

豚ひき肉	60g
玉ねぎ	みじん切り 50g
Ⓐ パン粉	大さじ1
牛乳	大さじ1
塩	少々
こしょう	少々
なす	60g
赤ピーマン	30g
サラダ油	大さじ1
Ⓑ だし汁	大さじ1
酒	大さじ1
砂糖	小さじ1
しょう油	大さじ1/2
片栗粉	小さじ1

作り方

① 玉ねぎのみじん切りはラップに包み、電子レンジで約1分加熱する。
② 豚ひき肉と①、Ⓐ、塩・こしょうをよく混ぜ、梅干大に丸める。
③ なすは半分に切り、さらに1cmの斜め切りにし、水にひたしアクをとる。赤ピーマンは細く切る。
④ フライパンに油を熱し、②を転がしながら炒める。続いてなすと赤ピーマンを炒める。
⑤ Ⓑの調味料を加え、材料に火が通ったら、水とき片栗粉を回しかける。

アドバイス

● ひき肉はよく練るように混ぜる。

セロリのピリ辛和え

●材料●

セロリ	40g
Ⓐ 酢	小さじ1
しょう油	小さじ1/2
砂糖	少々
豆板醤	少々
ごま油	少々
しょうが（せん切り）	少々

作り方

① セロリはスジをとって拍子切りにし、熱湯にとおす。
② Ⓐの調味料を混ぜる。
③ ①としょうがのせん切りを②で和える。

アドバイス

● 電子レンジで加熱してから、かけ汁に漬けてもよい。
● にんじんを入れると彩りがよくなる。きゅうり、ピーマンなど素材の変化でバリエーションを。

紅白なます

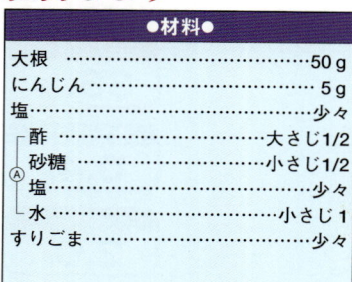

●材料●

大根	50g
にんじん	5g
塩	少々
Ⓐ 酢	大さじ1/2
砂糖	小さじ1/2
塩	少々
水	小さじ1
すりごま	少々

作り方

① 大根とにんじんは、細いせん切りにする。
② 塩をして、しんなりしたら固くしぼる。
③ Ⓐの調味料を混ぜ合わせる。
④ ②に③の調味料を入れて混ぜる。器に盛り、すりごまを少しかける。

アドバイス

● なますはお正月の代表料理。酢の物は口をさっぱりさせるので、漬け物がわりによい。

主菜

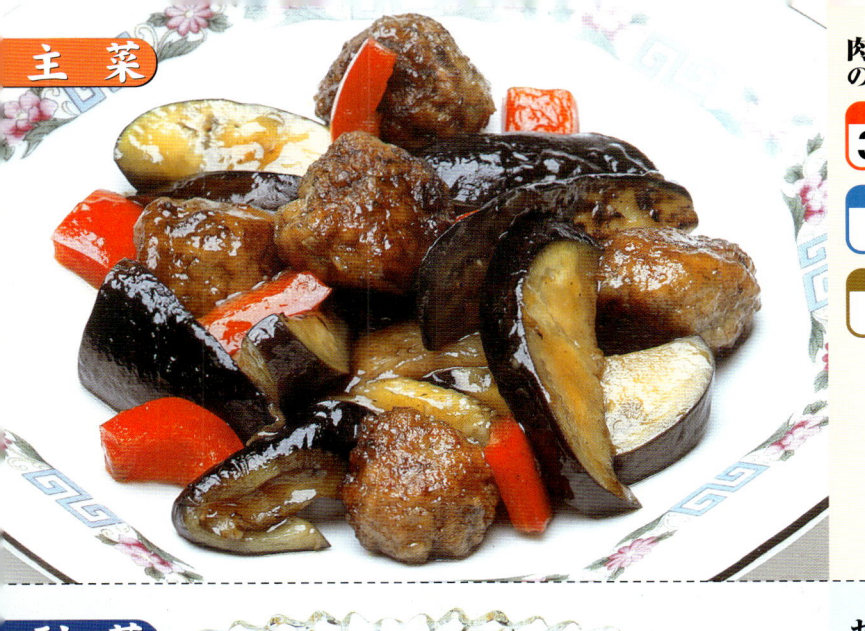

肉団子となすの炒めあん

- エネルギー 367kcal
- タンパク質 14.3g
- 脂質 13.8g

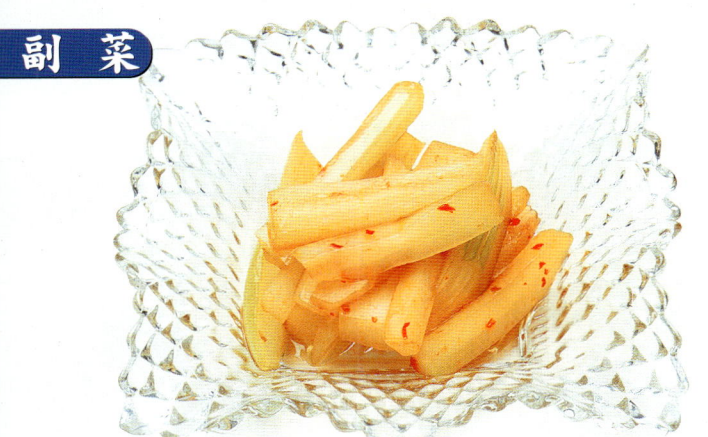

副菜

セロリのピリ辛和え

- エネルギー 26kcal
- タンパク質 0.8g
- 脂質 1.0g

もう一品

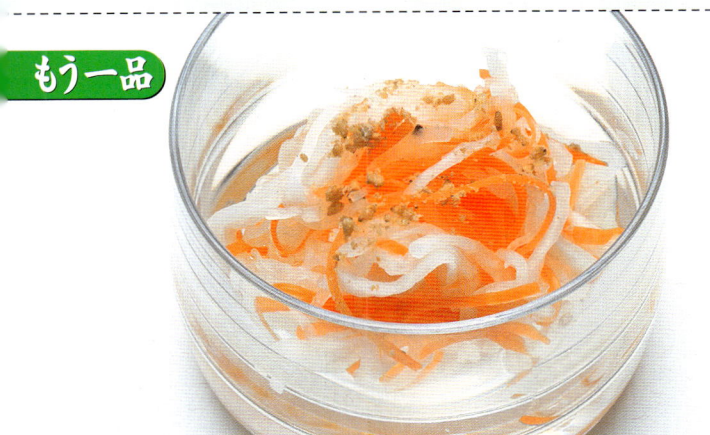

紅白なます

- エネルギー 19kcal
- タンパク質 0.3g
- 脂質 0.1g

サバのみそ煮

●材料●
サバ	1切れ
水	1/4カップ
Ⓐ しょう油	大さじ1/2
Ⓐ 酒	大さじ1/2
Ⓐ 砂糖	小さじ2
しょうが（薄切り）	少々
みそ	10g
針しょうが	少々

作り方
① 鍋に水とⒶの調味料、しょうがの薄切りを入れて煮たてる。
② ①にサバを皮目を上にして入れ、煮たったら火を細めてアルミホイルをかぶせ10分煮る。
③ みそを入れて、さらに4～5分煮る。
④ 器に入れて煮汁をかけ、針しょうがをのせる。

アドバイス
● 庶民的な料理で、アジ、イワシなどの背の青い魚が向いている。しょうがで生臭みを消すとよい。
● みそは最後に加えて、風味を残すようにする。

チンゲン菜としめじの煮びたし

●材料●
チンゲン菜	80g
しめじ	20g
だし汁	大さじ2
Ⓐ しょう油	小さじ1
Ⓐ 酒	小さじ1

作り方
① チンゲン菜はさっとゆでて3～4cm長さに切り、軽く絞る。
② しめじは小房に分ける。
③ だし汁にⒶの調味料を加えて煮立て、しめじを入れる。煮立ったら①を入れ、さっと煮る。

アドバイス
● チンゲン菜は根元をよく洗う。ゆですぎないようにして、歯ざわりのよさを残すようにする。
● しいたけ、えのきだけなどで素材の変化をつける。

長いもとオクラのたたき和え

●材料●
長いも	50g
オクラ	1本
のり（細切り）	少々

作り方
① 皮をむいた長いもは酢水に通し、ビニール袋に入れ、すりこぎでたたく。
② オクラは熱湯を通し、小口切りにする。
③ ①②を混ぜて器に盛る。のりをかけ、好みでポン酢しょう油などをかけて食べる。

アドバイス
● 長いもは山いもに比べ、水分が多いので包丁の背で叩くか、細く切ってもよい。

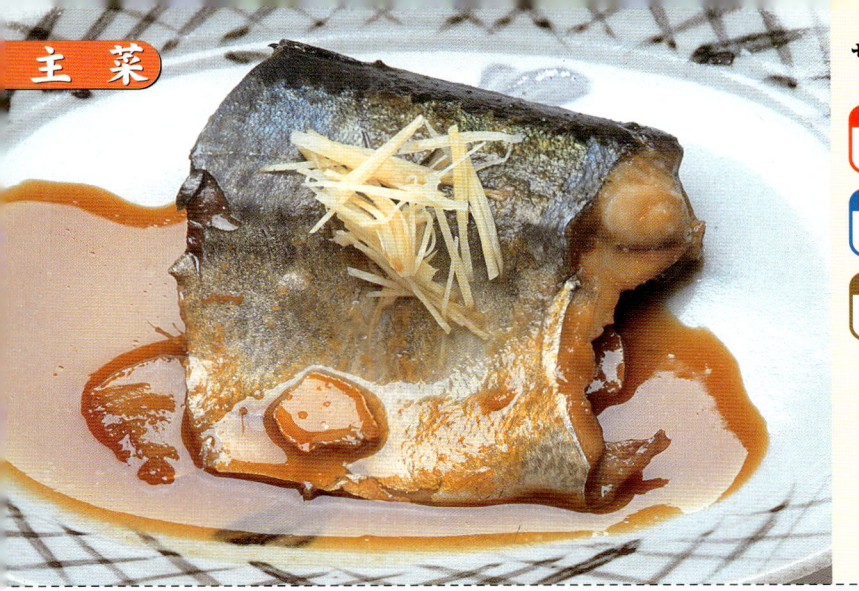

主菜 サバのみそ煮
- エネルギー 227 kcal
- タンパク質 18.6 g
- 脂質 10.3 g

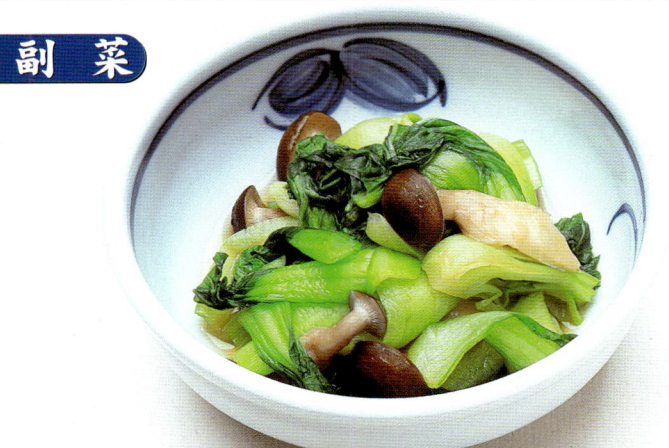

副菜 チンゲン菜としめじの煮びたし
- エネルギー 18 kcal
- タンパク質 1.6 g
- 脂質 0.2 g

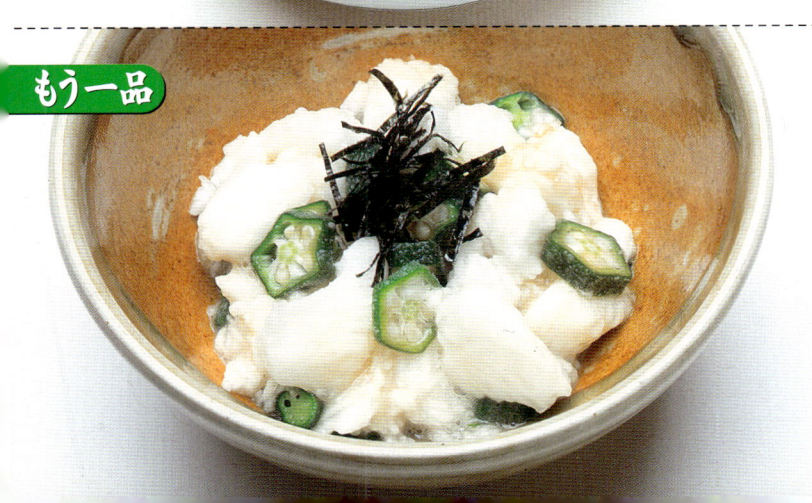

もう一品 長いもとオクラのたたき和え
- エネルギー 53 kcal
- タンパク質 2.5 g
- 脂質 1.4 g

豚肉のクワ焼き

●材料●
豚ロース肉	80g
Ⓐ しょう油	大さじ1/2
酒	小さじ1
砂糖	小さじ1/2
すりごま	少々
ピーマン	1個
油	大さじ1/2

作り方
① 豚肉はⒶの調味料につけておく。
② ピーマンは種を取り、4つに切る。
③ フライパンに油を熱し、ピーマンをさっと炒め、皿にとる。
④ 油を少したして①を入れ、強火で炒める。
⑤ ③④を皿に盛る。

アドバイス
● 鶏肉でもよい。
● クワ焼きはその昔、農作業の合間に野鳥をとり、使っていた鍬で焼いて食べたのがはじまり。一般的には鳥類の肉を使う。

高野豆腐の炊き合わせ

●材料●
高野豆腐	1枚
だし汁	2/3カップ
Ⓐ 砂糖	大さじ1
塩	小さじ1/4
しょう油	少々
にんじん	30g
だし汁	大さじ3
Ⓑ 砂糖	小さじ2/3
塩	少々
しょう油・酒	各少々
さやいんげん	25g
だし汁	大さじ2
Ⓒ 砂糖・塩	各少々
しょう油	少々

作り方
① 高野豆腐は湯でもどし、よく水気をしぼる。
② だし汁にⒶの調味料を加えて煮たて、①を入れて煮汁がなくなるまで煮る。
③ にんじんは6〜7mm厚さの輪切りにし、だし汁とⒷの調味料で煮る。
④ さやいんげんは塩ゆで（分量外）して4cm長さに切り、だし汁とⒸの調味料で煮る。
⑤ ②③④を盛り合わせる。

アドバイス
● 高野豆腐のかわりに生揚げ、がんもどきでもよい。
● Ｃ型肝炎の人は高野豆腐を竹輪などに変えるとよい。

かぶの梅肉和え

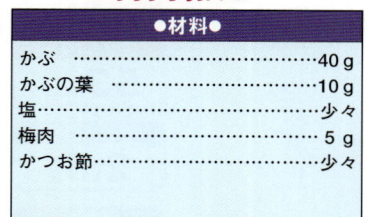

●材料●
かぶ	40g
かぶの葉	10g
塩	少々
梅肉	5g
かつお節	少々

作り方
① かぶは薄切りにする。かぶの葉は熱湯に通し、細かく切る。
② ①に塩をしてしばらくおき、水気をしぼる。
③ 梅肉とかつお節で②を和える。

アドバイス
● 梅肉の塩分に気をつける。季節によりウド、きゅうり、レンコン、百合根など素材をかえてみるとよい。

主菜

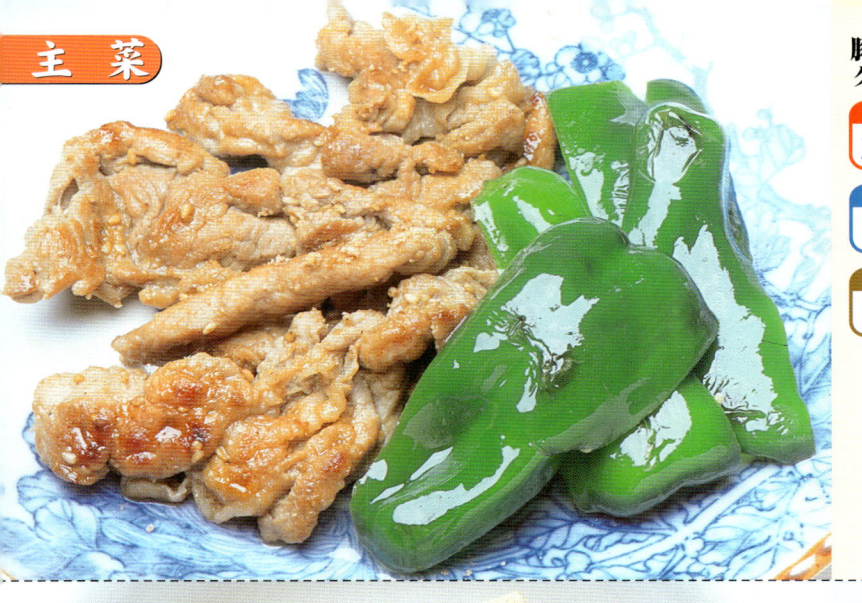

豚肉のクワ焼き

- エネルギー: 222 kcal
- タンパク質: 18.3 g
- 脂質: 12.6 g

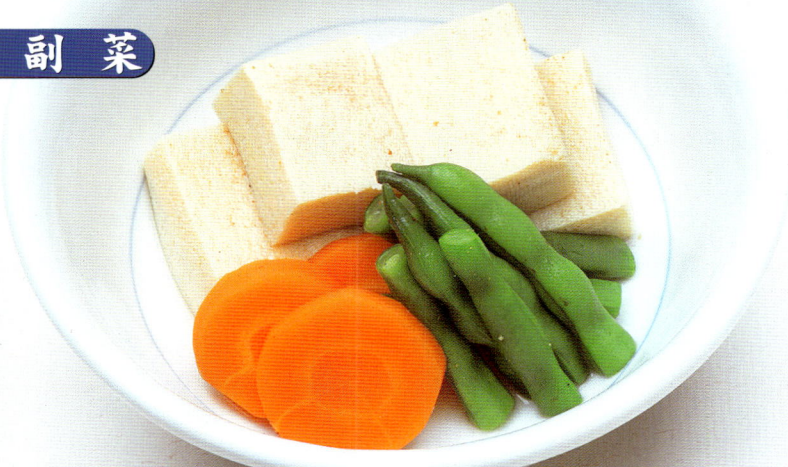

副菜

高野豆腐の炊き合わせ

- エネルギー: 128 kcal
- タンパク質: 5.7 g
- 脂質: 4.3 g

もう一品

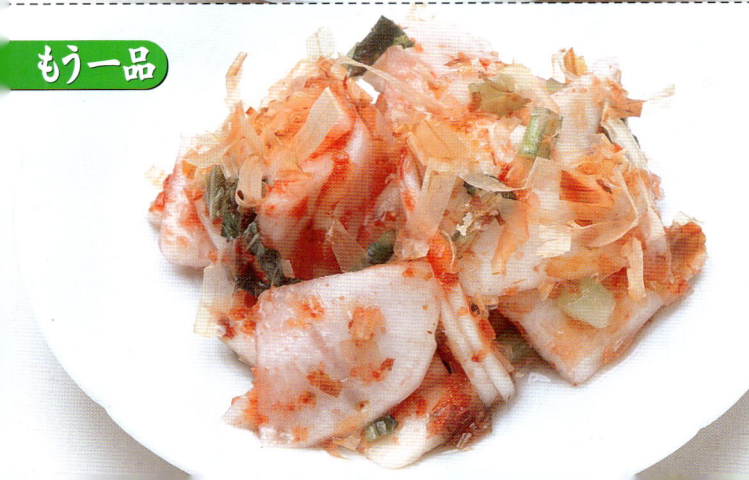

かぶの梅肉和え

- エネルギー: 15 kcal
- タンパク質: 0.4 g
- 脂質: 0 g

うまき卵

●材料●

ウナギの蒲焼き	25g
卵	1個
だし汁	大さじ2
Ⓐ 砂糖	大さじ1
しょう油	小さじ1/2
塩	少々
油	小さじ1/2
ブロッコリー	30g

作り方

① 卵を割りほぐし、だし汁とⒶの調味料を入れて混ぜる。
② 卵焼き器を油でよく熱し、油を拭き取る。
③ ②に卵液の1/3量を流し込み、卵が半熟になったらウナギの蒲焼きを手前に並べ、くるりと巻いていく。
④ 手前に卵焼きを寄せて油をぬり、卵液を流して同様にくるくる巻く。もう一度同様にする。
⑤ のり巻き用の巻きすに包み、形をととのえる。
⑥ 冷めたら切りわけ、ゆでたブロッコリーをつけ合わせる。

アドバイス

● うなぎもレバーに並んでスタミナ食品の代表選手。脂質、ビタミンが豊富。輸入品の価格が安くなり、手軽に食べられるようになったが、たまには目先をかえてみよう。ヨーロッパでは筒切りにして煮たりする。

豆腐の五目あんかけ

●材料●

豆腐（木綿）	70g
豚モモ肉	20g
にんじん	10g
ねぎ	10g
油	小さじ1
だし汁	1/2カップ
Ⓐ 砂糖	小さじ1/2
塩	少々
しょう油	小さじ1
もやし	20g
なめこ	10g
片栗粉	小さじ1/2

作り方

① 豚肉は細く切る。にんじんはせん切り、ねぎは斜めうす切りにする。
② 豚肉を炒め、白くなったらにんじんを入れて炒め、だし汁を加えて煮たてる。
③ ②にⒶを入れて調味し、残りの材料をくわえ、煮立ったら味をととのえ、水とき片栗粉をまわしかける。
④ 温めた豆腐に③をかける。

アドバイス

● 湯豆腐、冷奴などに飽きたときにどうぞ。
● 野菜たっぷりのあんは食欲がないときにもおいしく食べられる。野菜は好みのもの、冷蔵庫の残りものなどで。

春菊のナムル

●材料●

春菊	50g
ボンレスハム	1枚
Ⓐ おろしにんにく	少々
コチジャン	少々
しょう油	小さじ1/2
すりごま	小さじ1/2
塩	少々
ごま油	少々

作り方

① 春菊はゆでて3cm長さに切る。
② ハムは7mmの短冊に切る。
③ Ⓐの調味料を合わせ、①②を和える。

アドバイス

● ナムルは韓国料理の和え物。ほうれん草、もやし、大根、きゅうり、ぜんまいなど素材をかえて楽しめる。
● C型肝炎の人は春菊をキャベツに変える。

主菜 — うまき卵

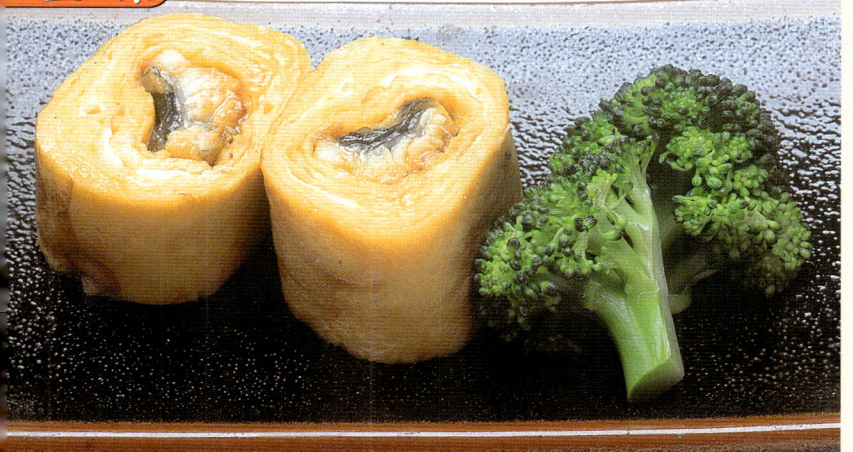

- エネルギー: 201 kcal
- タンパク質: 13.2 g
- 脂質: 12.1 g

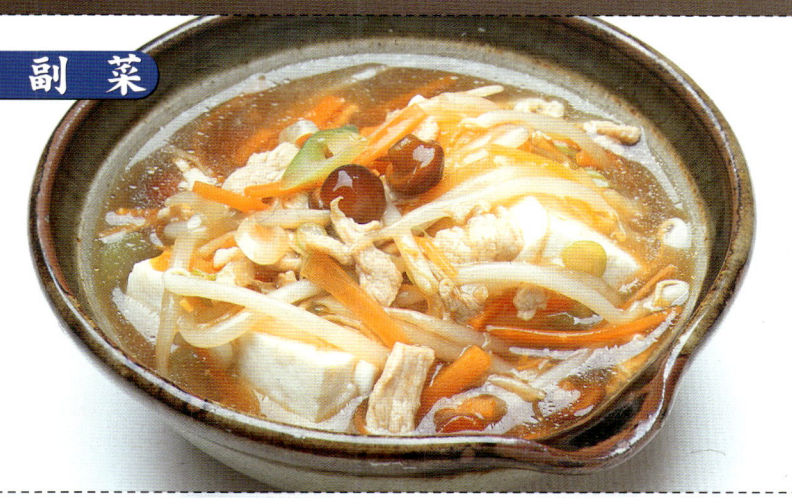

副菜 — 豆腐の五目あんかけ

- エネルギー: 143 kcal
- タンパク質: 10.0 g
- 脂質: 8.1 g

もう一品 — 春菊のナムル

- エネルギー: 52 kcal
- タンパク質: 4.3 g
- 脂質: 2.5 g

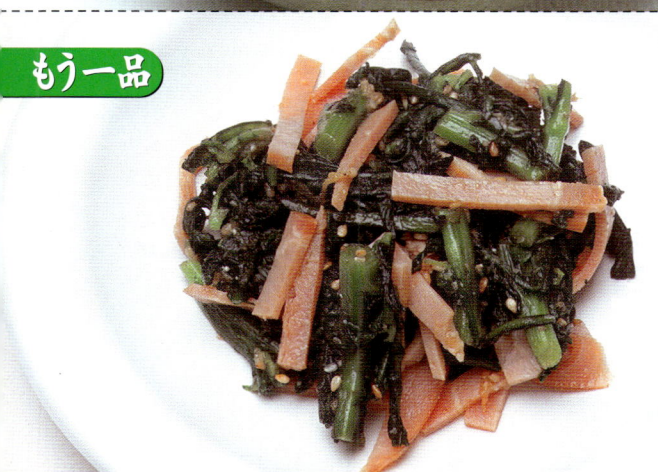

鶏肉とさといもの煮物

●材料●

鶏肉（骨付きぶつ切り）	150g
Ⓐ しょう油	大さじ1/2
Ⓐ 酒	大さじ1
ねぎ（みじん切り）	大さじ1/2
しょうが	少々
さといも	100g
油	大さじ1/2
水	1/2カップ
酒	大さじ1
砂糖	大さじ1/2
しょう油	大さじ1

作り方

① 鶏肉にⒶの調味料を加えて混ぜる。
② ねぎは粗いみじん切り、しょうがもみじん切りにする。さといもは皮をむいて食べやすい大きさに切る。
③ 鍋に油とねぎ、しょうがを入れて火にかけ、①の鶏肉を炒める。
④ 鶏肉の表面が白くなったらさといもを炒める。
⑤ ④に水と酒を入れ、7～8分煮て砂糖を加える。さらに5～6分煮てしょう油を加える。
⑥ 煮汁が少なくなり、さといもが柔らかくなるまで煮含める。

アドバイス

● さといものぬめりを取るには炒めてもよい。ぬめり成分はガラクタンという炭水化物とたんぱく質の結合したもの。脳細胞を活発にするといわれている。

なすといんげんのごま和え

●材料●

さやいんげん	40g
なす	1/2個
すりごま	大さじ1/2
Ⓐ しょう油	小さじ1
Ⓐ 砂糖	小さじ1/2
Ⓐ 酒	少々

作り方

① さやいんげんは青くゆでて3～4cm長さに切る。
② なすは電子レンジで加熱し、斜めに切る。しょう油少々（分量外）で下味をつける。
③ すりごまにⒶの調味料を入れて混ぜ、①②を和える。

アドバイス

● 食べる直前に和えないと水っぽくなる。
● 黒ごま、白ごまどちらでも栄養的には変わらない。ごまはビタミン類、脂質に優れ、禅僧の健康維持には欠かせない食材。

オクラのおかか和え

●材料●

オクラ	2本
かつお節	少々
しょう油	小さじ1/2

作り方

① オクラは熱湯に通してヘタを切り、斜め切りにする。
② ①にかつお節としょう油を混ぜる。

アドバイス

● オクラは「アメリカネリ」ともいい、ゆでると粘りが出る。叩いてスープにしてもよい。

主菜

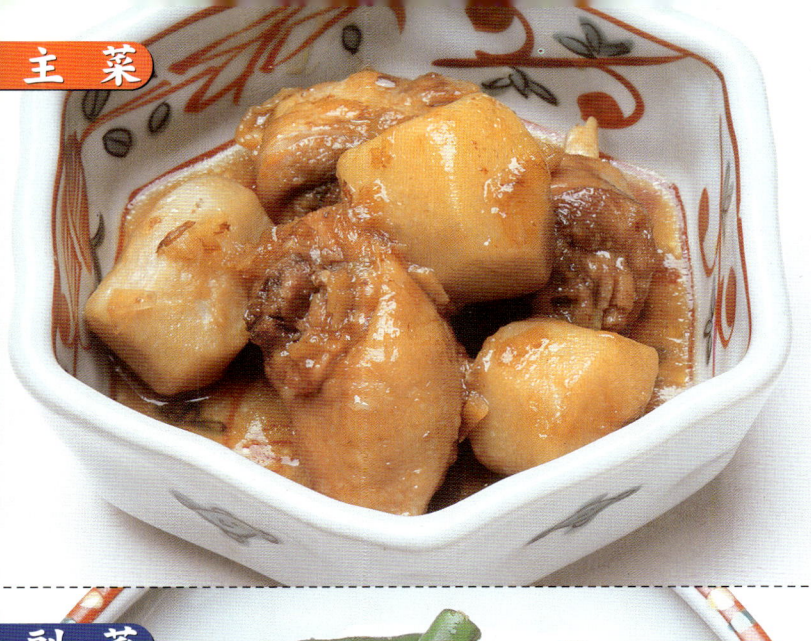

鶏肉とさといもの煮物

- エネルギー: 248 kcal
- タンパク質: 16.8 g
- 脂質: 17.3 g

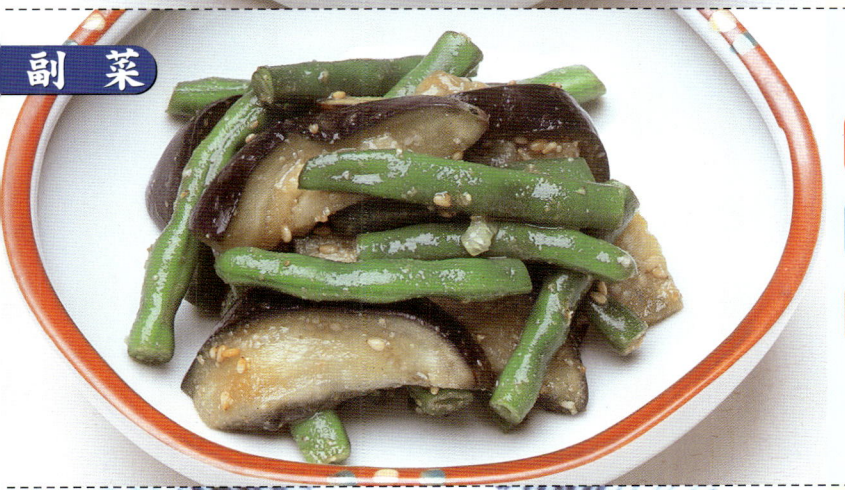

副菜

なすといんげんのごま和え

- エネルギー: 57 kcal
- タンパク質: 2.2 g
- 脂質: 6.7 g

もう一品

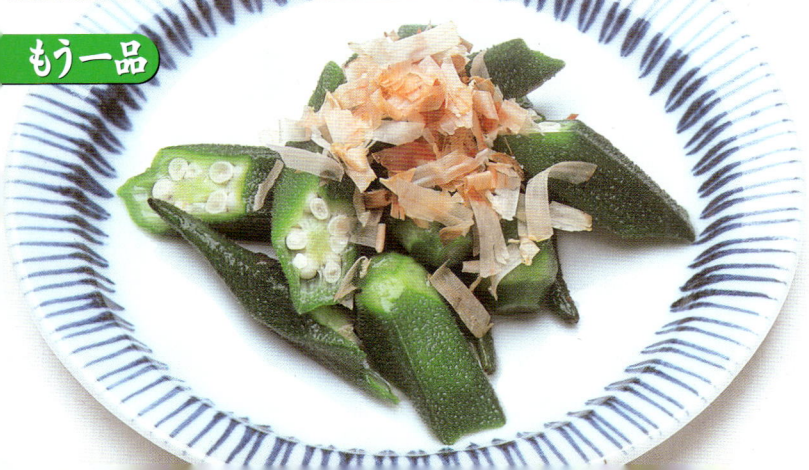

オクラのおかか和え

- エネルギー: 11 kcal
- タンパク質: 0.9 g
- 脂質: 0.1 g

鶏肉となすの揚げ煮

●材料●

鶏モモ肉	80g
Ⓐ 塩	少々
酒	小さじ1
なす	1/2本
ピーマン	1個
片栗粉	大さじ1/2
揚げ油	適量
Ⓑ しょう油	小さじ1
砂糖	小さじ1/2
コチュジャン	少々
酒	大さじ1/2
水	大さじ2
しょうが汁	少々
レモン	1切

作り方
① 鶏肉は一口に切りⒶの調味料をふりかける。
② なすは4つ切り、ピーマンは半分に切って種を取り、さらに半分に切る。
③ なすとピーマンを素揚げする。①の鶏肉に片栗粉をまぶして揚げる。
④ Ⓑの調味料に水を加えて煮立て、③を入れてさっと煮る。さらにしょうが汁を加える。
⑤ 盛りつけてレモンをそえる。

アドバイス
● レモンをかけると、酸味が油のしつこさをさっぱりさせてくれる。韓国風のお惣菜で、ご飯に合う。

春雨の酢の物

●材料●

春雨	10g
きゅうり	1/4本
トマト	1/4個
Ⓐ 酢	大さじ1/2
砂糖	小さじ1/2
しょう油	小さじ1/2
塩	少々
ごま油	小さじ1/4
炒り卵	1/4個分

作り方
① 春雨はぬるま湯で戻し、2～3分ゆでて冷まし、3～4か所切る。
② きゅうりはせん切り、トマトは粗みじんに切る。
③ Ⓐの調味料とごま油を合わせる。
④ 春雨の上に②と炒り卵を盛りつけ、③をかける。

アドバイス
● いり卵は薄焼き卵にしてもよい。薄焼き卵は焼いて冷凍しておくと、手軽に使える。

なめこおろし

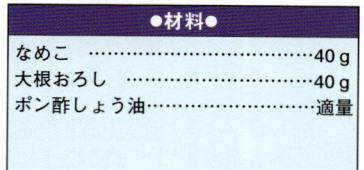

●材料●

なめこ	40g
大根おろし	40g
ポン酢しょう油	適量

作り方
① なめこはさっと水洗いをする。
② 大根おろしは水気をきる。
③ ①を②で和え、好みでポン酢しょう油をかける。

アドバイス
● 大根は食べる間際におろすとよい。

主菜

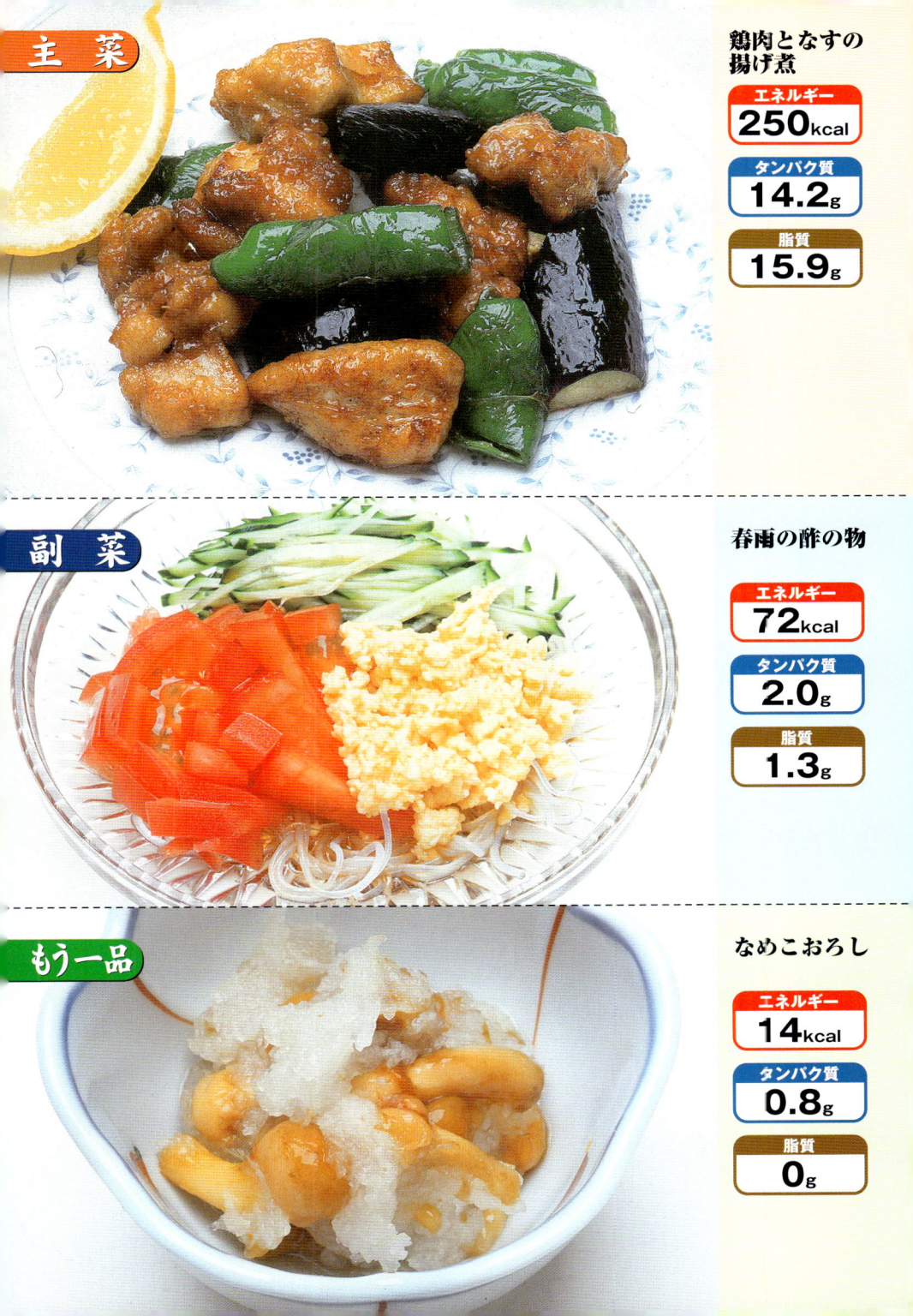

鶏肉となすの揚げ煮

- エネルギー **250** kcal
- タンパク質 **14.2** g
- 脂質 **15.9** g

副菜

春雨の酢の物

- エネルギー **72** kcal
- タンパク質 **2.0** g
- 脂質 **1.3** g

もう一品

なめこおろし

- エネルギー **14** kcal
- タンパク質 **0.8** g
- 脂質 **0** g

大豆とチキンのトマトシチュー

●材料●

鶏モモ肉	60g
玉ねぎ	50g
にんじん	30g
ブロッコリー	20g
油	大さじ1/2
にんにく	少々
小麦粉	少々
白ワイン	大さじ1
ブイヨンを溶いたスープ	1カップ
トマト（缶詰）	100g
ローリエ	1枚
大豆（水煮）	30g
塩	少々
こしょう	少々

作り方

① 鶏モモ肉は一口大に切り、塩、こしょう（分量外）をする。にんにくはみじん切りにする。
② 玉ねぎは食べやすい大きさに切り、にんじんは輪切りにする。ブロッコリーはゆでておく。
③ フライパンに油の半量を熱し、にんにくを炒め、鶏肉に小麦粉を薄くまぶして両面をこんがり焼く。こげ色がついたらワインをふりかけ、蒸し焼きにする。
④ 鍋に残りの油を熱し玉ねぎ、にんじんを炒める。ブイヨンを溶いたスープ、トマト缶、ローリエを加えて10分煮る。
⑤ ③と大豆を加えてさらに10分煮る。ブロッコリーを入れ、塩、こしょうで味をととのえる。

アドバイス

● C型肝炎の人は大豆を入れない。

ポテトのごま酢サラダ

●材料●

じゃがいも	40g
にんじん	10g
みつ葉	10g
Ⓐ 酢	少々
Ⓐ 塩	少々
Ⓐ こしょう	少々
マヨネーズ	小さじ1
すりごま	小さじ1

作り方

① じゃがいも、にんじんはせん切りにして熱湯に20～30秒通し、冷ます。
② みつ葉は4cmに切り、熱湯を通す。
③ ①の水分をきり、Ⓐをふりかけ、マヨネーズとごまを混ぜる。

アドバイス

● じゃがいも、みつ葉はゆですぎないこと。じゃがいもはしゃきっと歯ごたえのあるほうがおいしい。食べる直前に和える。

きぬた巻き

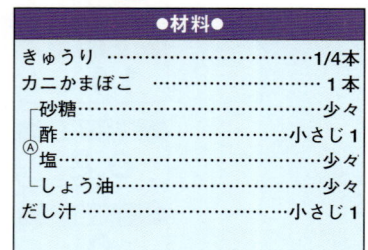

●材料●

きゅうり	1/4本
カニかまぼこ	1本
Ⓐ 砂糖	少々
Ⓐ 酢	小さじ1
Ⓐ 塩	少々
Ⓐ しょう油	少々
だし汁	小さじ1

作り方

① きゅうりはかつらむきにして塩水（分量外）に10分ぐらい漬ける。
② 水気をふき取り、カニかまぼこを芯にして巻く。
③ 食べやすい長さに切り、Ⓐの調味料とだし汁を合わせて上からかける。

アドバイス

● カニならなお、おいしい。

主菜

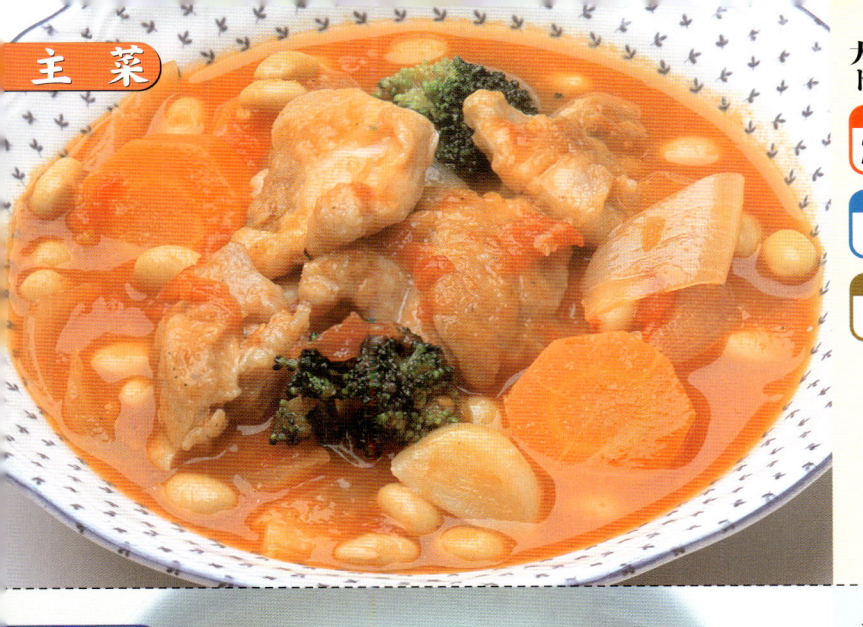

大豆とチキンのトマトシチュー

- エネルギー 246kcal
- タンパク質 17.6g
- 脂質 9.6g

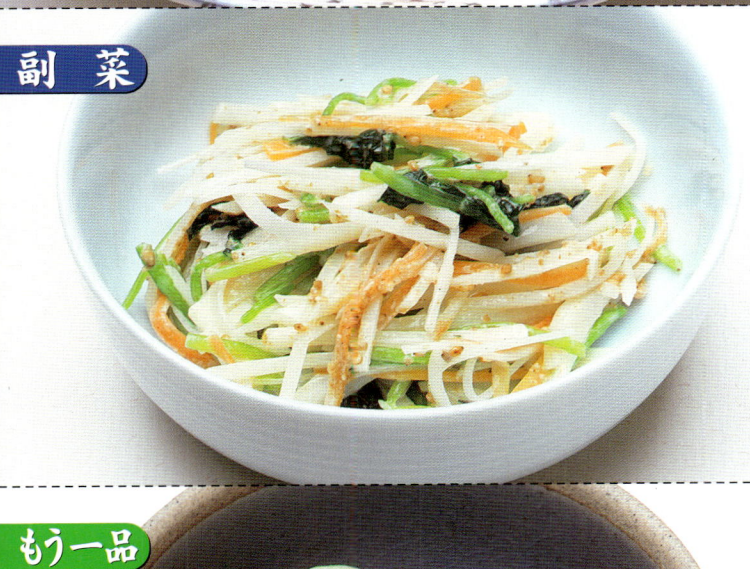

副菜

ポテトのごま酢サラダ

- エネルギー 77kcal
- タンパク質 1.3g
- 脂質 4.6g

もう一品

きぬた巻き

- エネルギー 17kcal
- タンパク質 1.5g
- 脂質 0.1g

なすとエビのはさみ揚げ

●材料●

なす	80g
むき海老	30g
鶏ひき肉	30g
おろししょうが	少々
ねぎ粗みじん切り	10g
A ┌ 酒	小さじ1/2
└ 塩	小さじ1/5
片栗粉	少々
揚げ油	適量
青シソ	1枚

作り方
① なすはへたを取り、半分に切り、さらに切り落さないように切りこみを入れ、水に入れてアクをとる。
② むき海老は包丁で細かく叩き、鶏ひき肉とおろししょうが、ねぎを混ぜ、Ⓐの調味料も入れてよく混ぜる。
③ ナスの切り口の水分をよくふき、片栗粉をまぶし、②を切り口の間に入れて、形をととのえる。
④ 揚げ油を熱し、油で揚げる。
⑤ 青シソを敷いて盛りつける。

アドバイス
● 半分に切ったピーマンに入れてもよい。

切り昆布の炒め煮

●材料●

切り昆布	10g
にんじん	20g
油揚げ	1/4枚
えのきだけ	10g
油	小さじ1/2
だし汁	1/4カップ
A ┌ 酒	小さじ1
├ 砂糖	小さじ1/2
├ しょう油	小さじ1
└ 塩	少々

作り方
① 切り昆布はさっと湯を通し、2～3か所包丁で切る。にんじん、油揚げはせん切りにする。えのきだけは根を切る。
② 鍋に油を熱し、①の材料を入れて炒める。だし汁を加え、5～6分煮る。
③ Ⓐの調味料を入れ、煮汁が少なくなるまで煮る。

アドバイス
● 切り昆布はカリウム、カルシウムを多く含むので、積極的に摂りたい食品のひとつ。

野菜のカレースープ

●材料●

鶏ササミ	10g
にんじん	10g
玉ねぎ	20g
キャベツ	30g
セロリ	10g
油	小さじ1/2
ブイヨンを溶いたスープ	1カップ
片栗粉	少々
カレー粉	小さじ1/2
塩・こしょう	各少々
卵	1/4個
パセリ（みじん切り）	少々

作り方
① 鶏ササミは細く切る。
② にんじんは短冊切り、玉ねぎ、キャベツ、セロリは細く切る。
③ 鍋に油を入れ、②を炒めてスープを加える。煮立ったら弱火で10分ぐらい煮る。
④ ①に片栗粉をまぶし、③に入れる。カレー粉を入れ、塩・こしょうで味をととのえてとき卵をまわしかける。
⑤ 器に入れ、パセリをちらす。

主菜

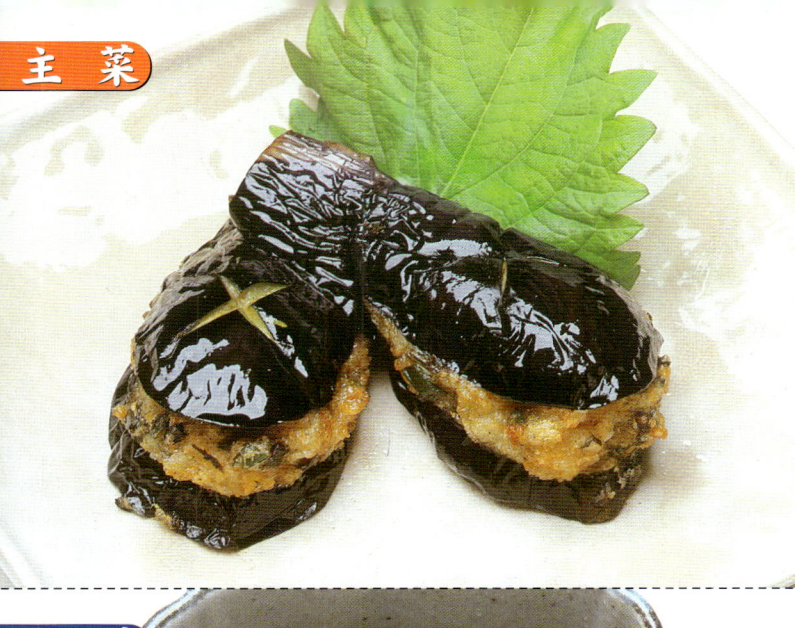

なすとエビのはさみ揚げ

- エネルギー: 206 kcal
- タンパク質: 12.6 g
- 脂質: 14.7 g

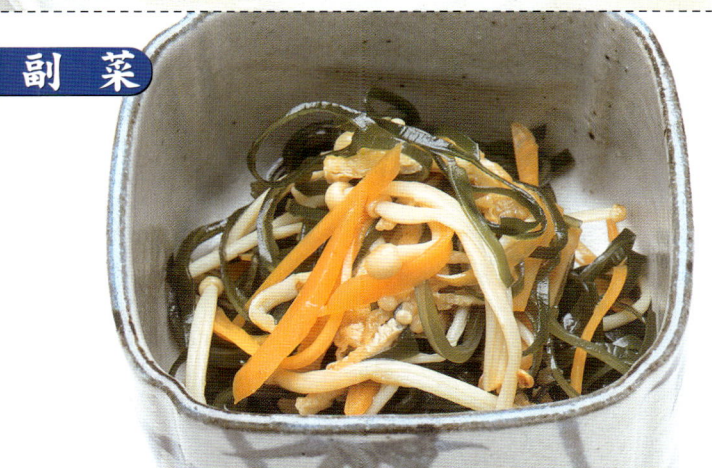

副菜

切り昆布の炒め煮

- エネルギー: 52 kcal
- タンパク質: 1.3 g
- 脂質: 2.0 g

もう一品

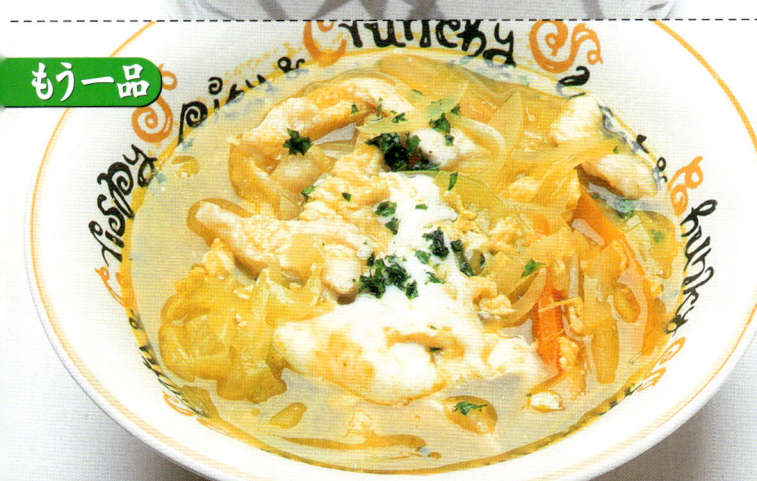

野菜のカレースープ

- エネルギー: 71 kcal
- タンパク質: 4.8 g
- 脂質: 3.6 g

生揚げと豚肉のみそ炒め

●材料●

生揚げ	1/2枚
豚モモ（薄切り）	40g
たけのこ	30g
干ししいたけ	1枚
さやえんどう	10g
ねぎ	1/4本
Ⓐ 砂糖	小さじ1/2
みそ	大さじ1/2
しょう油	小さじ1弱
酒	大さじ1
豆板醤	少々
油	大さじ1/2
おろししょうが	少々
七味とうがらし	少々

作り方

① 生揚げはそぎ切りにし、熱湯をかけて油抜きをする。
② 豚肉は3cmに切る。
③ たけのこは薄切りにする。干ししいたけは戻して削ぎ切りにする。さやえんどうはさっとゆでる。ねぎは斜め薄切りにする。
④ Ⓐの調味料を合わせておく。
⑤ 中華鍋に油としょうがを入れて熱し、豚肉、たけのこ、しいたけ、ねぎの順に炒め、①を入れ、④の調味料を加えて手早く混ぜる。最後にさやえんどうを入れ、七味とうがらしを加えてさらに炒める。

アドバイス
● ピリッとした辛さとみそ味は、こってりしてご飯のおかずになる料理。
● C型肝炎の人は生揚げをキャベツに変える。

甘酢和え

●材料●

鶏ササミ	20g
セロリ	10g
みつ葉	10g
しめじ	30g
Ⓐ 酢	小さじ1
砂糖	小さじ1
しょう油	小さじ1/2
塩	少々
大根おろし	40g
ゆず	少々

作り方

① 鶏ササミはゆでて身をほぐす。
② セロリは薄切り、みつ葉は4cm長さに切り、さっと熱湯を通す。しめじは小房に分け、電子レンジで加熱する。
③ Ⓐの調味料を混ぜて、①②と大根おろしを和える。ゆずをそえる。

アドバイス
● 香りの強いセロリだが、さっと湯を通すと食べやすくなる。ゆですぎないこと。
● セロリは薬用・強壮食品。

若竹汁

●材料●

生ワカメ	10g
たけのこ	10g
だし汁	3/4カップ
塩	少々
しょう油	少々
木の芽	少々

作り方

① 生ワカメはざく切りにする。たけのこは薄切りにする。
② だし汁を温め、①を入れて塩、しょう油で味をつける。
③ 器に入れ、木の芽を手のひらで叩いて香りを出して入れる。

アドバイス
● 木の芽は叩くと香りが出る。
● 4月頃のたけのこが出る時期につくり、旬を味わいたい。

主菜

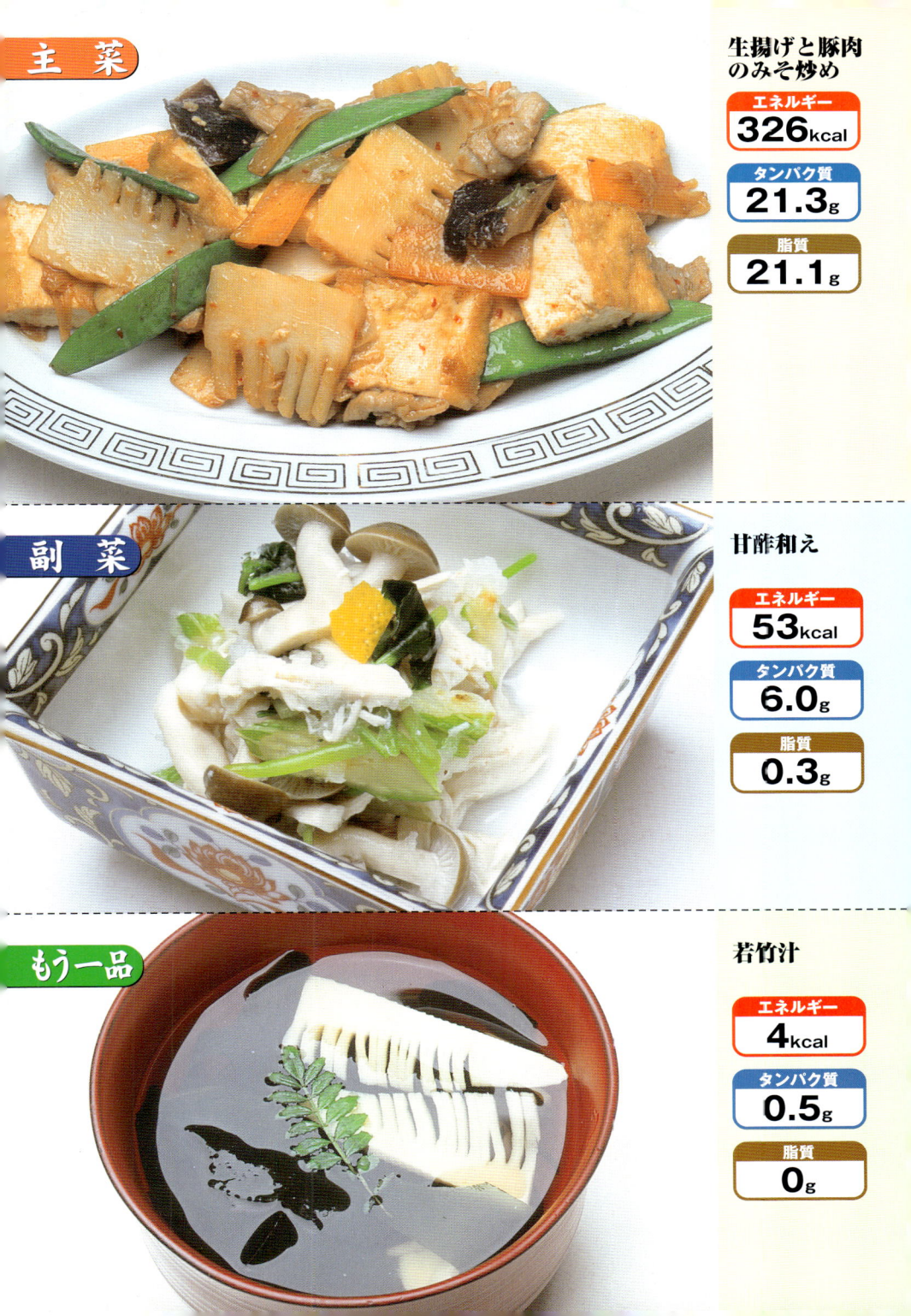

生揚げと豚肉のみそ炒め

- エネルギー: 326kcal
- タンパク質: 21.3g
- 脂質: 21.1g

副菜

甘酢和え

- エネルギー: 53kcal
- タンパク質: 6.0g
- 脂質: 0.3g

もう一品

若竹汁

- エネルギー: 4kcal
- タンパク質: 0.5g
- 脂質: 0g

キンキの煮つけ

●材料●

キンキ	1尾
ごぼう	40g
Ⓐ 水	1/2カップ
しょう油	小さじ2
砂糖	小さじ1
酒	大さじ1

作り方
① ごぼうは4つ割りにして水にさらす。
② キンキはエラと内臓を出し、きれいにする。
③ Ⓐの調味料を鍋に入れて火にかけ、煮立ったら火を止める。
④ 再び火をつけて、②の煮汁にキンキとごぼうを入れ、紙蓋をして煮汁が少なくなるまで煮る。

アドバイス
● 古くなった魚は味付けを濃くしないとおいしくないが、新鮮な魚はうす味でもおいしい。アイナメ、アジ、イワシ、キンメダイなどでもよい。
● 煮汁でワカメを煮てそえてもよい。
● 一般に塩味を濃くすると、それに調和させるため甘味も濃くなる。

豚汁

●材料●

豚モモ肉（薄切り）	25g
大根	30g
さといも	20g
にんじん	10g
ごぼう	15g
豆腐	30g
こんにゃく	20g
ねぎ	5g
油	小さじ1/2
だし汁	1カップ
みそ	12g

作り方
① 豚肉は食べやすい大きさに切る。
② 大根は厚めのいちょう切り、さといもは一口大、にんじんとごぼうは乱切りにする。豆腐はさいの目、こんにゃくは一口大に切る。ねぎは小口切りにする。
③ 鍋に油を熱し、豚肉とねぎ以外の野菜、こんにゃくを炒め、油がまわったら、豚肉、だし汁を入れて材料が柔らかくなるまで煮る。
④ みそをよく溶かし、豆腐とねぎを入れる。

アドバイス
● 野菜をたっぷり取れる、食べるスープ。酒粕を入れてもおいしい。また、しょう油味でけんちん汁にしてもよい。

かぶときゅうりの切り漬け

●材料●

かぶ	20g
きゅうり	10g
キャベツ	30g
しょうが（せん切り）	少々
塩	少々

作り方
① かぶはくし形に切り、きゅうりは乱切りにする。キャベツはざく切りにする。
② ①にしょうがと塩を入れてもみ、しばらくおいて、しぼる。

アドバイス
● 塩分を少なくして、サラダ感覚で食べるようにするとよい。

主菜

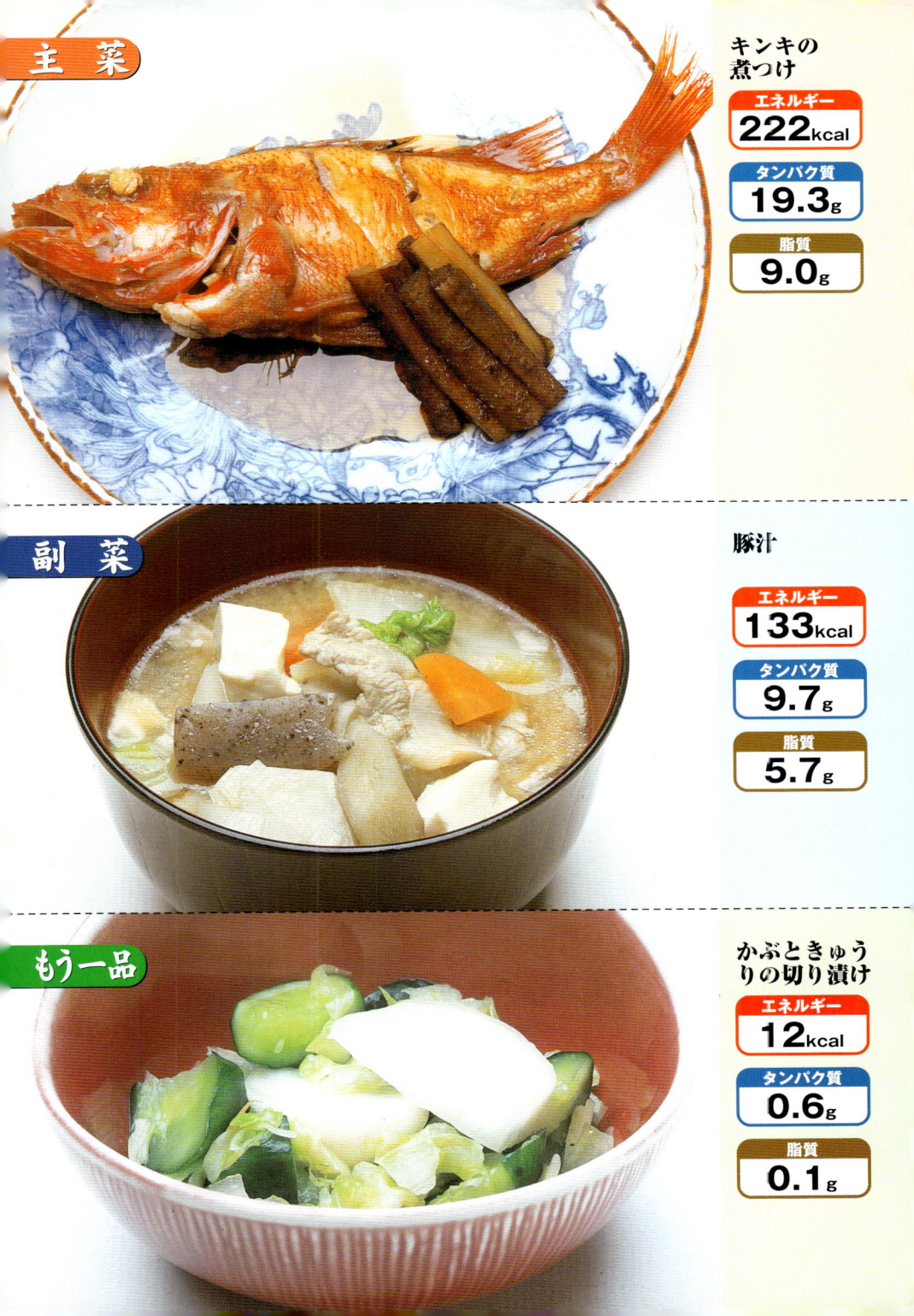

キンキの煮つけ

- エネルギー **222** kcal
- タンパク質 **19.3** g
- 脂質 **9.0** g

副菜

豚汁

- エネルギー **133** kcal
- タンパク質 **9.7** g
- 脂質 **5.7** g

もう一品

かぶときゅうりの切り漬け

- エネルギー **12** kcal
- タンパク質 **0.6** g
- 脂質 **0.1** g

豚肉のえのき巻き

●材料●

豚モモ肉（薄切り）	80g
塩	少々
こしょう	少々
細ねぎ	2〜3本
えのきだけ	40g
油	大さじ1/2
サラダ菜	20g
プチトマト	1個
レモン	1切れ

作り方
① 豚モモ肉に塩、こしょうをする。
② 細ねぎは4cmに切る。えのきだけは根を切る。
③ 豚肉を広げ、えのきだけと細ねぎを芯にして巻き、楊枝で止める。
④ フライパンに油を熱し③を転がしながら中まで火がとおるように炒める。
⑤ サラダ菜、プチトマトと共に肉巻きを盛りつけ、レモンを添える。

アドバイス
● 豚肉は部位によりカロリーに違いがあるので注意する。ロース肉やばら肉など脂が多いものは、焼いたとき香ばしさがでておいしいが、カロリーは高くなる。

じゃがいものミルク煮

●材料●

じゃがいも	80g
にんじん	20g
牛乳	1/4カップ
バター	5g
こしょう	少々
グリンピース（冷凍）	大さじ1

作り方
① じゃがいもとにんじんはさいの目に切る。
② 鍋に①を入れ、牛乳と水をひたひたになるくらいに入れ、煮立ったら弱火で7〜8分煮る。
③ じゃがいもが柔らかくなったらバターを加え、こしょうで味をととのえて、さらにグリンピースを加える。

アドバイス
● じゃがいもはカリウムの多い代表的な野菜。カリウムはナトリウムを尿中へ排出させるのを促進してくれるのに役立つ。
● いも類は毎日摂りたい食品。

紫キャベツのサラダ

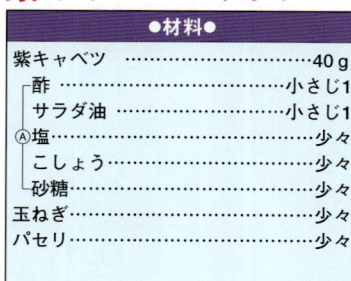

●材料●

紫キャベツ	40g
酢	小さじ1
サラダ油	小さじ1
Ⓐ 塩	少々
こしょう	少々
砂糖	少々
玉ねぎ	少々
パセリ	少々

作り方
① 紫キャベツはせん切りにしてゆでる。
② Ⓐの調味料でドレッシングをつくる。
③ ①と玉ねぎの薄切りに②のドレッシングをかけて混ぜ、パセリのみじん切りを散らす。

アドバイス
● 紫キャベツは葉が厚く、巻きも固い。ゆでると色はあせるが、酢を加えるとアントシアン系の色素が安定して、きれいな赤紫色になる。
● 酢漬けにしておくと、食卓に色がないとき便利。

主菜

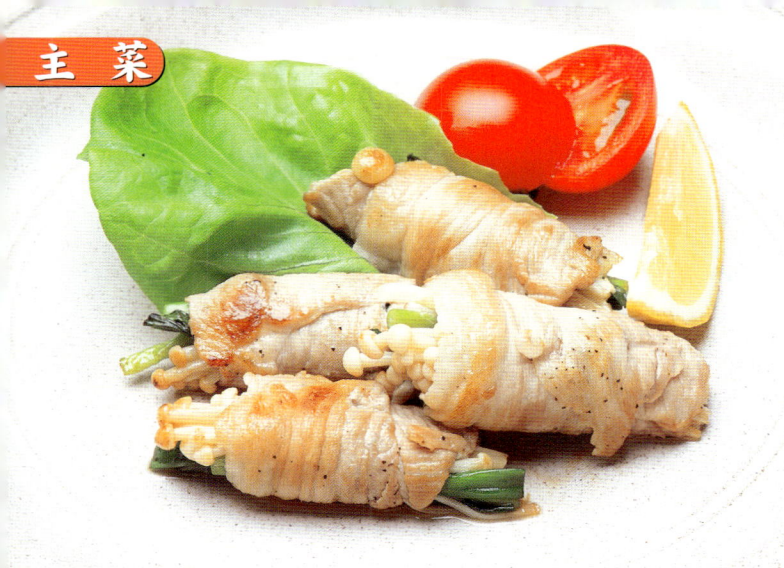

豚肉のえのき巻き

- エネルギー **187** kcal
- タンパク質 **18.4** g
- 脂質 **10.9** g

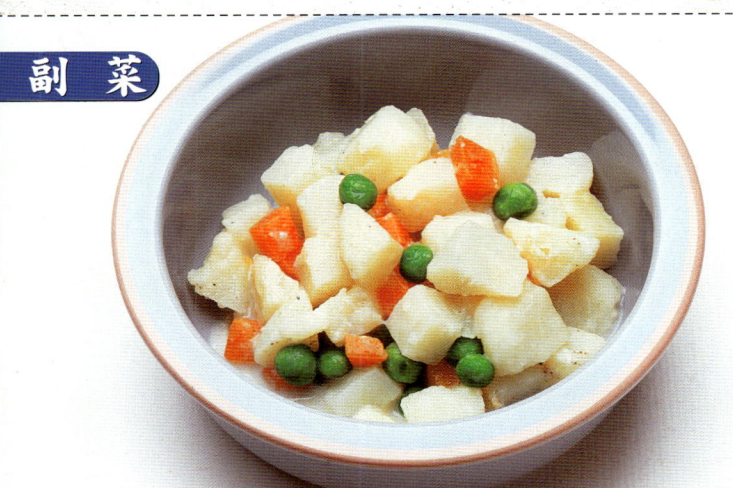

副菜

じゃがいものミルク煮

- エネルギー **105** kcal
- タンパク質 **2.9** g
- 脂質 **7.0** g

もう一品

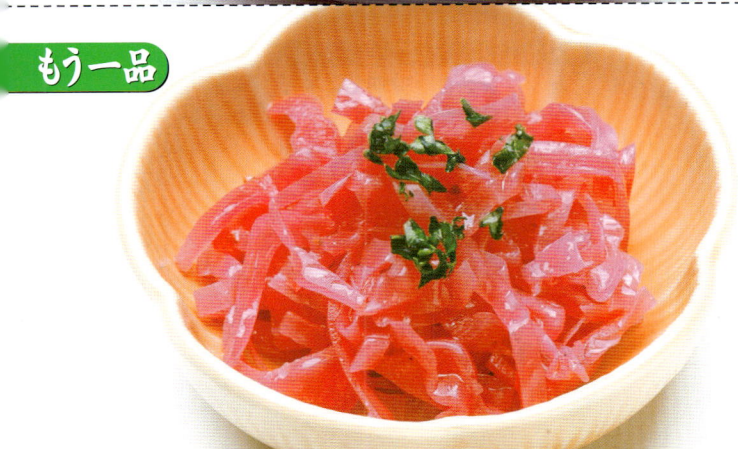

紫キャベツのサラダ

- エネルギー **52** kcal
- タンパク質 **0.8** g
- 脂質 **4.0** g

ロールキャベツ

●材料●
キャベツ	150g
トマト	50g
にんじん	10g
豚ひき肉	60g
玉ねぎ	20g
Ⓐ パン粉	大さじ1
牛乳	大さじ1/2
とき卵	1/4個
塩	少々
こしょう	少々
ブイヨンを溶いたスープ	2/3カップ
ローリエ	1枚

作り方
① キャベツは芯を削ぎ切りにして、しんなりするくらいにゆでる。
② トマトは粗みじん切り、にんじんは花形にして薄く切る。
③ ひき肉にみじん切りした玉ねぎ、Ⓐの材料を粘りが出るまでよく混ぜ、2等分にする。
④ ③をキャベツで巻き、端を中に入れこむ。
⑤ 鍋に④を入れ、スープと②、ローリエを入れ、紙蓋をして煮こむ。

アドバイス
● 好みでしょう油、酒、みりんで和風に味つけをしてもご飯のおかずによい。キャベツをたっぷり食べられるメニュー。
● 削ぎとった芯にもビタミンCが多いので、一緒に煮こむとよい。

きのことにんじんの炒め煮

●材料●
しめじ	70g
にんじん	20g
ごま油	小さじ1
松の実	少々
Ⓐ 塩	少々
しょう油	小さじ1
酒	小さじ1

作り方
① しめじは小房にわける。にんじんは薄切りにする。
② ごま油を熱し、にんじん、松の実、しめじを炒める。
③ しめじがしんなりしたらⒶで味つけをする。

アドバイス
● 炒め煮など油を使うとコクがあるので、うす味に仕上げても満足感が得られる。
● うす味で素材の持ち味を楽しむ。

かぶの一夜漬け

●材料●
かぶ	40g
かぶの葉	10g
塩	少々

作り方
① かぶは皮をむき薄切りにする。
② かぶの葉は熱湯をとおし、細かく切る。
③ ①②を塩でもみ、しばらく置き、しんなりしたら絞る。

アドバイス
● 一夜漬けは即席漬け、早漬けともいい、保存を目的にしない。大根、きゅうり、キャベツ、なすなどを漬ける。
● 細切り昆布を入れるとだしがきいて美味しい。
● 普通は2〜4％の塩分濃度で漬ける。
● 普通の漬物よりビタミン類の損失が少ない。

主菜

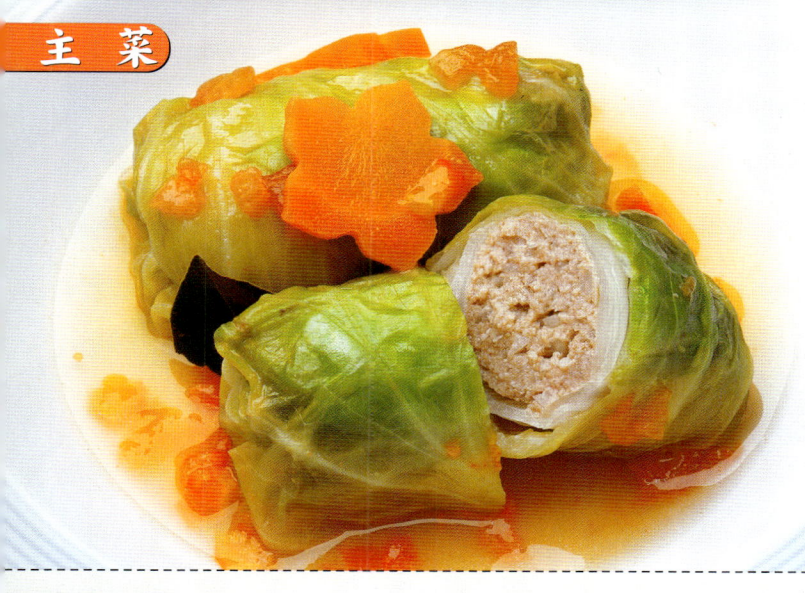

ロールキャベツ

- エネルギー: 218 kcal
- タンパク質: 15.3 g
- 脂質: 10.7 g

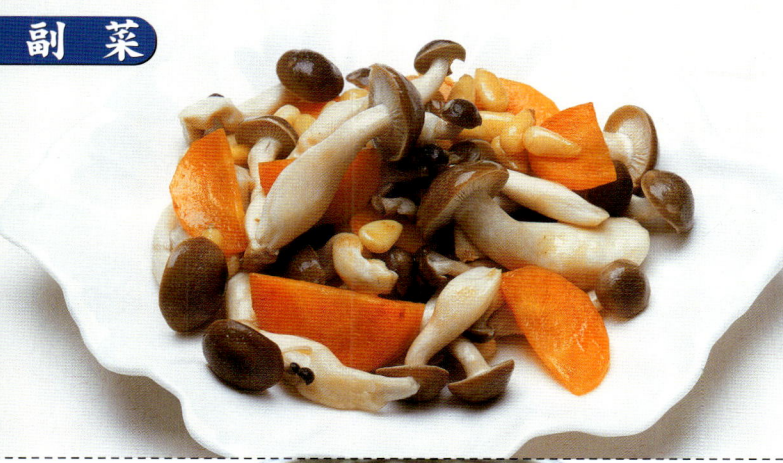

副菜

きのことにんじんの炒め煮

- エネルギー: 69 kcal
- タンパク質: 3.6 g
- 脂質: 5.1 g

もう一品

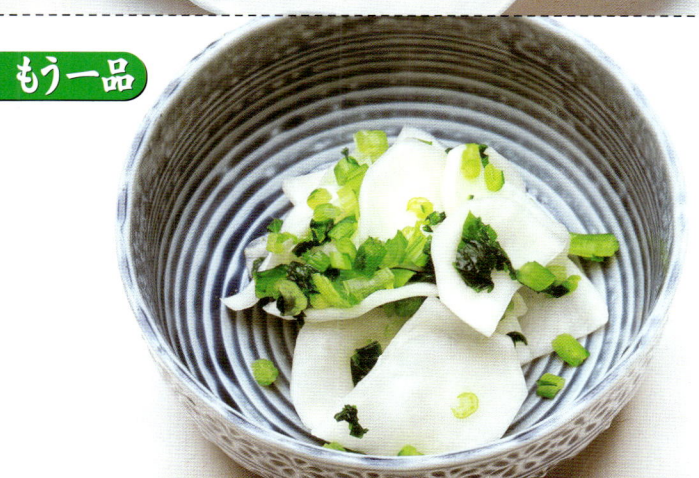

かぶの一夜漬け

- エネルギー: 10 kcal
- タンパク質: 0.5 g
- 脂質: 0.1 g

間食

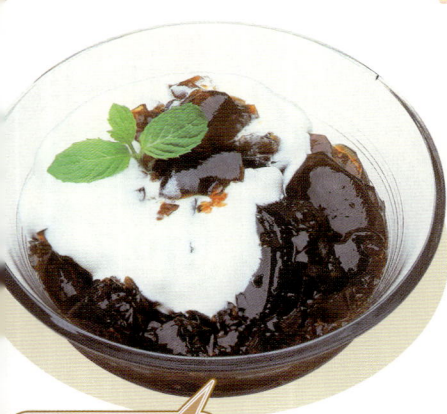

ストレス解消に間食のはたす役割は大きいものです。食材や砂糖を加減しながら、つくる楽しさも味わってください。ただし、たくさんできたからといって、食べ過ぎないように…。

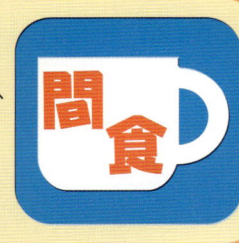

- コーヒーゼリー
- 白玉のずんだ和え
- ベークドアップル
- さつまいもとレーズンの茶巾
- くず餅
- 和風クッキー

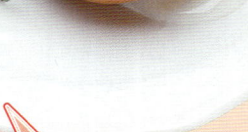

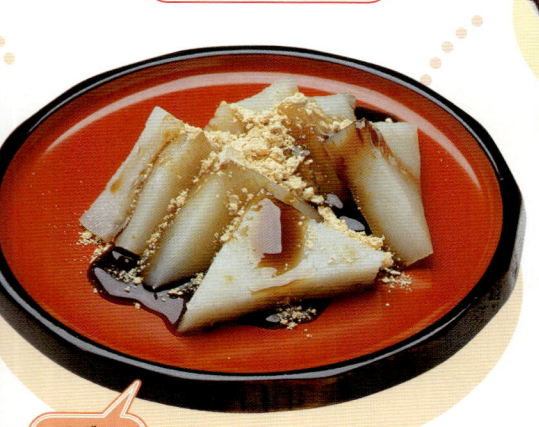

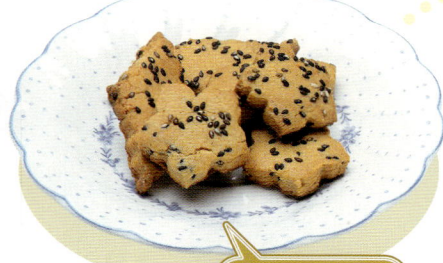

間食

コーヒーゼリー

エネルギー	84Kcal
タンパク質	2.4g
脂質	5.6g

●材料（3個分）
粉ゼラチン　　小さじ2
水　　　　　　大さじ2
コーヒー液　　250cc
砂糖　　　　　大さじ2
生クリーム　　適量
ミントの葉　　少々

●作り方
①粉ゼラチンに水をふり入れてふやかす。
②コーヒー液を温め（煮たてないこと）、①のゼラチン液を加え、混ぜながら溶かす。
③器に入れ、冷やし固める。
④スプーンですくって器に入れ、生クリームをかけてミントを添える。

白玉のずんだ和え

エネルギー	205kal
タンパク質	5.9g
脂質	2.7g

●材料（2人分）
白玉粉　　　　60g
砂糖　　　　　小さじ1
水　　　　　　50～60cc
枝豆(茹でたもの)80g
砂糖　　　　　大さじ2
湯ざまし　大さじ1～2
塩　　　　　　少々

●作り方
①白玉粉に砂糖を加え、水を少しずつ加えながら、耳たぶ位の柔らかさにする。
②①を親指大に丸め、熱湯の中に落とし入れる。浮き上がってきたら、冷水にとる。
③枝豆はすりつぶし、砂糖と塩を加え、湯冷ましを加えながら固さを調節し、ペースト状にする。
④水気を切った白玉だんごを③で和える。

<コメント> C型肝炎の人はあずきあんで。

ベークドアップル

エネルギー	206Kcal
タンパク質	11.6g
脂質	5.9g

●材料（2個分）
紅玉　　　　　　2個
Ⓐ 砂糖　　　　大さじ2
　 シナモンパウダー
　　　　　　　　少々
レーズン　　　大さじ1
バター　　　　大さじ1
プレーンヨーグルト
　　　　　　　大さじ4

●作り方
①リンゴはよく洗い、芯の部分をスプーンでくり抜き、穴をあける。
②Ⓐを混ぜ、レーズンを加える。
③リンゴの穴にバターを詰め、②を穴の上まで詰める。
④200℃のオーブンに入れ、約30分焼く。
⑤冷やしてヨーグルトをかける。

さつまいもとレーズンの茶巾

エネルギー	97Kcal
タンパク質	0.6g
脂質	2.1g

●材料（4個分）
さつまいも　　180g
砂糖　　　　　大さじ1
バター　　　　10g
レーズン　　　大さじ1
リキュール　　小さじ1

●作り方
①レーズンにリキュールを加え、しばらく置く。
②さつまいもはゆでて水をきり、砂糖をふりかけて裏ごしする（つぶしてもよい）。
③②にバターを加えて練る。
④③に①を加えて混ぜ、4等分する。ラップで茶巾状に包んで絞る。

<コメント>
C型肝炎の人はレーズンを入れない。

くず餅

エネルギー	191Kcal
タンパク質	4.6g
脂質	2.3g

●材料（2～3人分）
本くず粉　　　30g
小麦粉　　　　50g
水　　　　　　230cc
黒砂糖　　　　50g
水　　　　　　30cc
きな粉　　　　大さじ4

●作り方
①本くず粉と小麦粉を混ぜ、水を少しずつ加えて混ぜる。
②中火にかけ、木べらで混ぜながら透明感がでたら、1cmの厚さになるように流し缶に流す。
③蒸し器に入れ、約15分蒸して冷ます。
④小鍋に黒砂糖と水を入れ、とろみがつくまで煮詰める。
⑤③を好みの大きさに切り、黒蜜ときな粉をかける。

和風クッキー

エネルギー	177Kcal
タンパク質	3.9g
脂質	9.6g

●材料（12個分）
小麦粉　　　　50g
きな粉　　　　20g
ベーキングパウダー
　　　　　　　小さじ1/4
バター　　　　30g
砂糖　　　　　30g
卵黄　　　　　1個分
黒ごま　　　　小さじ1

●作り方
①小麦粉、きな粉、ベーキングパウダーを合わせてふるう。
②バターに砂糖を加え、クリーム状にねる。卵黄を加えて混ぜる。
③②に①を加えてさっくり混ぜ、冷蔵庫でしばらく休ませる。
④③を平に延ばし型で抜き、黒ごまを散らす。
⑤180℃のオーブンで10～15分焼く。

※成分表示は1人分です。写真の分量がほぼ1回に食べられる量です。

プルーン入りカスタード

エネルギー	165kcal
タンパク質	5.6g
脂質	8.5g

●材料（2個分）
- 卵黄　　　　　2個分
- 片栗粉　　　　大さじ1/2
- 砂糖　　　　　小さじ2
- 牛乳　　　　　1/2カップ
- バニラエッセンス　少々
- プルーン　　　2〜4個

●作り方
① プルーンに湯をかけ、しばらくおいて柔らかくする。
② 卵黄をとき、片栗粉、砂糖を加えて混ぜる。さらに牛乳を少しずつ入れてなめらかにし、バニラエッセンスを加える。
③ ココット型にプルーンを入れ、②のカスタード液を流し入れ、オーブントースターで5〜6分、表面に焦げ色がつく程度に焼く。

＜コメント＞
C型肝炎の人はプルーンを入れない。

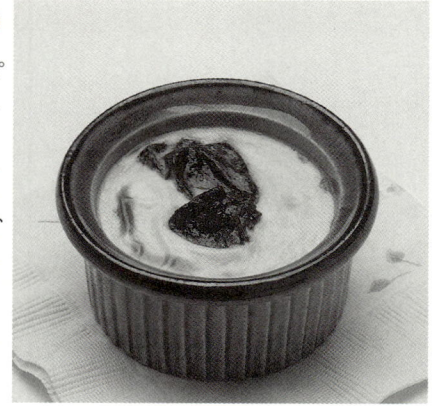

フルーツ寄せ寒天

エネルギー	48Kcal
タンパク質	0.7g
脂質	0.4g

●材料（4人分）
- 粉寒天　　　　2g
- 水　　　　　　200cc
- 砂糖　　　　　大さじ1
- みかん缶詰　　80g
- キウイ　　　　1個
- イチゴ　　　　120g
- ミントの葉　　少々

●作り方
① 鍋に水と粉寒天を入れて火にかけ、混ぜながらとかす。煮立ったら砂糖を加える。
② ①を流し缶かバットに入れて固める。
③ ②を1.5cm角に切り、食べやすく切った果物を飾り、ミントを添える。

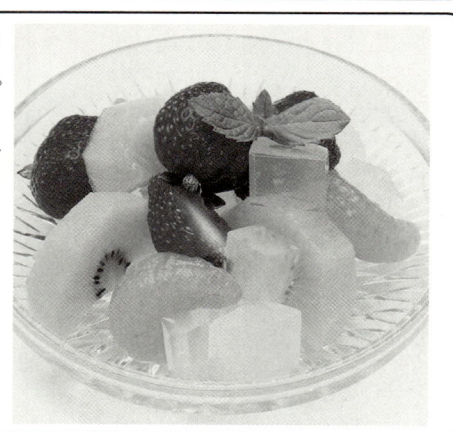

あずきのくずういろう

エネルギー	131Kcal
タンパク質	1.5g
脂質	0.3g

●材料（4人分）
- 本くず粉　　　40g
- 水　　　　　　220cc
- 薄力粉　　　　40g
- 砂糖　　　　　30g
- 抹茶　　　　　小さじ1
- ぬれ甘納豆　　大さじ4

●作り方
① 本くず粉に水を少しずつ加えて混ぜる。
② 鍋に薄力粉、砂糖、抹茶を入れて混ぜ、①を加えてよく混ぜる。
③ ②を火にかけ、混ぜながら50〜60℃に温め、少しとろみがついたら流し缶に入れて平にし、上にぬれ甘納豆を散らす。
④ 強火で約15分蒸す。
⑤ 冷めてから切り分ける。

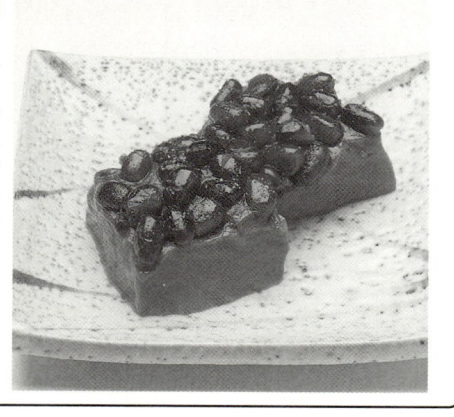

PART 6

肝臓病の人の食生活

肝臓病の食事療法

第1話 肝臓病食の基本は栄養バランスのとれた食事

高カロリー、高たんぱく食は過去の常識

昭和30年代までは、肝臓病食は「高カロリー・高たんぱく」が常識でした。肝細胞の再生や修復のスピードを速めるためには、大量のたんぱく質とエネルギーが必要だと考えられたからです。

また、当時は肝臓病の検査方法も未熟で、肝臓病といえば、大量のアルコールを摂取し、食事をまともに摂っていないアルコール性肝障害の患者さんが主体と考えられていました。確かに、そうした患者さんには、高カロリー・高たんぱく質の食事療法が効果的だったのです。

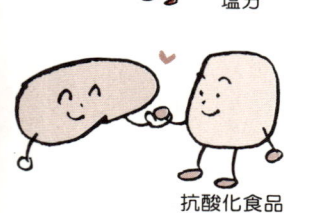

しかし、現在では肝炎を抑える治療法が格段に進歩して、たんぱく質やエネルギーはそれほど必要ではなくなってきました。

また、時代が進むにつれて食生活が豊かになり、当時に比べれば日常の食事が十分に高カロリー・高たんぱくであることも、常識がくつがえされた理由の一つです。

PART6 肝臓病の人の食生活

肝臓病食の変遷

昭和30年代
- 検査法が未熟
- 肝臓病はアルコール性肝障害が主体と考えられていた

- 治療法が未熟
- 肝細胞の再生や修復には大量のたんぱくとエネルギーが必要

- 食事が質素

▼▼▼▼

高カロリー・高たんぱく

▶

現　代
- 検査法が発達
- 肝臓病はウイルス性のもののほうが多い

- 治療法が確立
- それほどカロリーやたんぱくを必要としなくなった

- 普段の食事が高カロリー・高たんぱくになった

- 活性酸素が肝炎の進行を促す

- 肝臓に貯蔵された鉄が肝炎の進行を促す(特にC型肝炎)

▼

- カロリー・塩分控えめのバランス食
- 抗酸化食品を積極的に摂ろう
- 鉄制限食(特にC型慢性肝炎の場合)

むしろ、高カロリーの食事は肥満を招き、肝臓に重い負担をかけることもわかってきました。

そして、肝炎を進行させる新たな悪玉の存在も明らかになったのです。それは活性酸素です。

そしてこの活性酸素の働きを抑制する抗酸化食品を積極的に摂取することが、肝臓病食の基本の一つに加えられました。

特に鉄は活性酸素を作り出すので、鉄が蓄積されやすい傾向のあるC型慢性肝炎の患者さんにとっては、注意しなければならない問題です。

このため、鉄分の摂取を控えることが基本となります。

また、塩分については、腹水やむくみのある肝硬変の患者さん以外は厳しく制限されませんが、最近の生活習慣の変化から、高カロリー、偏食、塩分の摂りすぎが問題になっています。

こうした食生活の傾向を踏まえて、バランスよく、塩分、カロリー控えめの食事が望ましいといえます。

肝臓疾患別食事療法のポイント

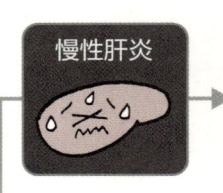

肝臓疾患

→ **慢性肝炎**
- 栄養バランスがとれた食事
- カロリー控えめ(体重1kg／30kcal／1日)
- 抗酸化食品を積極的に摂ろう
- 鉄制限食(C型肝炎の人)

→ **脂肪肝**
- 栄養バランスがとれた食事
- カロリー控えめ
 (肥満・糖尿病を伴う場合は体重1kg／20〜25kcal／1日)
- 抗酸化食品を積極的に摂ろう

→ **アルコール性肝障害**
- 禁酒が原則
- たんぱく質、脂肪、ビタミン・ミネラル類を十分に摂る

肝臓疾患別の食事療法のポイント

ただ一口に肝臓病といっても、その原因は一様ではありませんので、食事療法のポイントも異なってきます。

たとえば、C型慢性肝炎の患者さんの場合の鉄制限食、また肥満や糖尿病などの合併症がある患者さんのカロリー制限などです。

ここで肝疾患別の食事療法のポイントを簡単に紹介しておきましょう。

慢性肝炎

肝臓に炎症はありますが、機能そのものは健康な人とさほど変わりません。ポイントはバランスのとれた食事を規則正しく摂ることになります。肥満や高血糖を伴う人は、体重1キロあたり30キロカロリー／1日を目安に制限します。またC型肝炎の人は鉄制限食とします。

脂肪肝

肥満を伴わない場合は、栄養バランスがよい

PART6　肝臓病の人の食生活

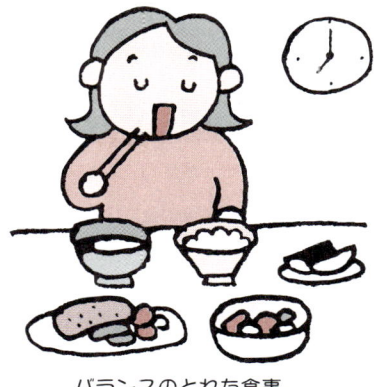

食事が基本となります。肥満や糖尿病などを伴う場合は、エネルギー摂取の制限が必要です。20〜25キロカロリー／標準体重1キロ／1日が目安となります。また、非アルコール性脂肪性肝炎（NASH→P62）の患者さんもカロリーを控えめにし、肥満を解消します。NASHは活性酸素が深く関与して、炎症を進行させるので、活性酸素の働きを抑える抗酸化食品を積極的に摂ります。

バランスのとれた食事

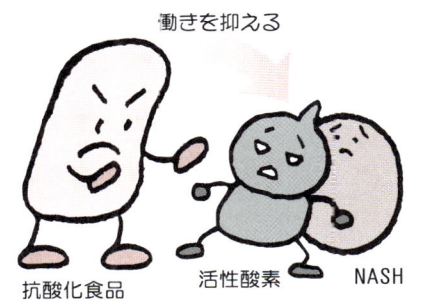

アルコール性肝障害

いうまでもなく禁酒が原則です。そしてたんぱく質、脂肪、炭水化物、そしてアルコール摂取により消費されるビタミン・ミネラル類を十分に補う食事にします。

動きを抑える

抗酸化食品　活性酸素　NASH

標準体重を知り、適正なエネルギーを摂る

私達が生命を維持し、活動するためにはエネルギーが必要です。1日にどれくらい必要かと

禁酒

ビタミン　ミネラル

表1　活動量から適正エネルギーを計算する

①職についていない人・主婦	25～30Kcal×標準体重
②軽作業をする人	30～35Kcal×標準体重
③中等度の作業をする人	40～45Kcal×標準体重
④重労働をする人	50～55Kcal×標準体重

標準体重≒（身長－100）×0.9

表2　年齢別性別基礎代謝量

年齢（歳）	男 基礎代謝基準値（kcal/kg/日）	男 基礎代謝量（kcal/日）	女 基礎代謝基準値（kcal/kg/日）	女 基礎代謝量（kcal/日）
1～2	61.0	700	59.7	700
3～5	54.8	900	52.2	860
6～8	44.3	1090	41.9	1000
9～11	37.4	1290	34.8	1180
12～14	31.0	1480	29.6	1340
15～17	27.0	1610	25.3	1300
18～29	24.0	1550	23.6	1210
30～49	22.3	1500	21.7	1170
50～69	21.5	1350	20.7	1110
70以上	21.5	1220	20.7	1010

（五訂食品成分表）

　いうと、性別、年齢、体重、活動量により、その値は違ってきます。
　ちなみに、人間が生きていく上で最低限必要なエネルギーを基礎代謝と言い、たとえば成人女性では1200キロカロリーです。
　肝臓病食は、適正なエネルギー摂取が基本です。まずは自分の性別、年齢、活動量に応じた適正なエネルギー量を正確に把握することが大切です。
　適正なエネルギー量を知るには、2つの方法があります。1つは表2の年齢別基礎代謝量をもとに、各自の活動時間・生活強度（科学技術庁から発表されている）を考慮して計算する方法。もう1つは標準体重をもとに計算する方法です。
　ここでは上記表1のように、標準体重をもとに活動量の数値をかけて算出する方法を示しました。どちらの計算方法をとっても大差はありませんので、医師と相談しながら適正エネルギー量を算出するとよいでしょう。

PART6　肝臓病の人の食生活

第2話

C型肝炎の鉄制限食①
過剰に蓄積された鉄分が肝炎を進行させる

なぜ鉄制限食が必要なのか

肝臓病の人は、これまではレバーやシジミのみそ汁などがよいというのは常識でした。しかし、C型肝炎に限ってはそのことが逆効果であることがわかってきました。

鉄は肝臓に貯蔵されていて、必要に応じて使われますが、C型肝炎の場合その貯蔵鉄が増える傾向にあり、炎症を悪化させる原因になっています。

また、肝臓に貯蔵鉄が多いと、インターフェロンが効きにくくなると考えられています。

さらに、この貯蔵鉄は酸素と結びついて、肝炎の大敵である活性酸素も大量に発生させてしまいます。

C型肝炎が鉄制限食が必要な理由

鉄は肝臓に貯蔵されている

▼

C型慢性肝炎の場合
その貯蔵鉄が増える傾向

▼

- 炎症を悪化させる
- インターフェロンが効きにくくなる
- 貯蔵鉄は酸素と結びついて、活性酸素も大量に発生させる

▼

鉄制限食　　抗酸化食品を積極的にとる

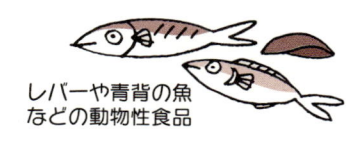

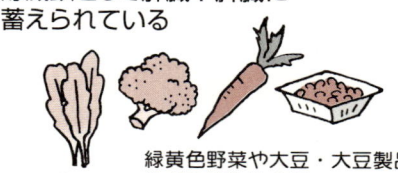

このため、C型肝炎の人は鉄を控え、活性酸素を抑える抗酸化食品を積極的に摂ることが大切になります。

しかし、鉄は人間の体には必要なミネラルです。鉄制限食は、あくまでもC型肝炎の治療が終わるまでの「期間限定」と考えましょう。担当医師の指示に従ってください。

鉄の摂取量は1日5〜7ミリグラムを目標にする

日本人の鉄所要量は、成人男性では10ミリグラム/日、成人女性は12ミリグラム/日です。平均摂取量は11ミリグラム/日、これを1日5〜7ミリグラムにすることを目標にします。

鉄は「ヘム鉄」と「非ヘム鉄」に分けられます。ヘム鉄は酸素の運搬役である赤血球のヘモグロビンに含まれ、体内の鉄の約65%を占めています。

非ヘム鉄は貯蔵鉄として肝臓や脾臓に蓄えられています。ヘム鉄は主に動物性食品に、非ヘ

ム鉄は緑黄色野菜や大豆・大豆製品などの植物性食品に含まれています。

本来、緑黄色野菜はビタミン類や鉄を始めとするミネラル類を多く含み体に良いはずなのですが、前述の通りC型肝炎に限っては、お勧めできません。

鉄以外のエネルギー量やたんぱく質、脂質、糖質など栄養素は普通の食事と何ら変わりあり

鉄制限食で1日5〜7mgを目標

鉄
- **ヘム鉄**
  赤血球のヘモグロビンに含まれる
  レバーや青背の魚などの動物性食品
- **非ヘム鉄**
  貯蔵鉄として肝臓や脾臓に蓄えられている
  緑黄色野菜や大豆・大豆製品などの植物性食品

鉄の多い食品

食品名	1回の使用量（g）	鉄含有量（mg）
豚レバー	80	12.0
鶏レバー	50	4.5
アサリ佃煮	20	3.7
牛肉レバー	80	3.2
ヒジキ（乾燥）	5	2.8
小松菜	80	2.2
アサリ	50	1.9
カツオ	80	1.9
コンビーフ（缶詰め）	50	1.8
がんもどき	50	1.8
ホタテ貝	80	1.7
京菜	80	1.7
納豆（1パック）	50	1.7
シジミ	30	1.6
ホウレン草	80	1.6
マグロ	80	1.5
カキ	80	1.5
サンマ	100	1.4
イワシ	80	1.4
根三つ葉	80	1.4
枝豆	50	1.3
生揚げ（1/2枚）	50	1.3
そらまめ	50	1.2
豆乳	100	1.2
松の実	10	1.1
凍り豆腐（1枚）	15	1.0
ごま（大さじ1）	9	0.9
マイタケ	30	0.8
干し杏	30	0.7
ブロッコリー	50	0.5
干しぶどう	20	0.5

ません。例えば、体重60キロの男性の場合は、エネルギーは1800キロカロリー、たんぱく質65〜70グラム、脂質はエネルギー量の20〜25％が目安です。

しかし、毎日のことですからあまり神経質にならずにおおらかな気持ちで食事療法を進めましょう。

イパンも使わないほうが良いでしょう。

鉄の吸収を妨げる物質を積極的に摂取しよう

緑茶や紅茶などに含まれるタンニンは、鉄の吸収を妨げます。高級な煎茶や玉露、紅茶に多いのですが、普通の煎茶でも濃く入れて飲めばタンニンの滲出量は多くなります。食後に濃いお茶や紅茶を飲むとよいでしょう。

その他に、フィチン酸、食物繊維も鉄の吸収を妨げます。フィチン酸は穀類に多く含まれ、食物繊維は野菜類やキノコ類、海藻類に多く含まれています。

逆に、ビタミンCやかんきつ類に含まれるクエン酸は鉄の吸収を良くする働きがあるので、グレープフルーツやオレンジ、キウイなどは食事と一緒に摂らないほうが賢明です。鉄のフラ

鉄の吸収を妨げる物質を積極的に摂取

緑茶や紅茶を飲もう
タンニンは、鉄の吸収を妨げる

穀類、キノコ類を食べよう
フィチン酸、食物繊維は鉄の吸収を妨げる

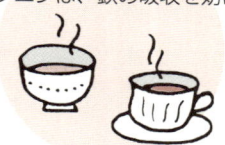

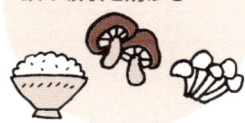

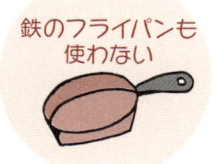

グレープフルーツやオレンジ、キウイなどは食事と一緒に摂らない
ビタミンCやかんきつ類に含まれるクエン酸は鉄の吸収を良くする働きがある

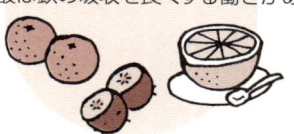

鉄のフライパンも使わない

PART6 肝臓病の人の食生活

鉄が少ない食品

食品名	1回の使用量(g)	鉄含有量(mg)
牛乳	200	0
グレープフルーツ(1/2個)	100	0
ご飯(茶碗軽く1杯)	100	0.1
ヨーグルト	100	0.1
海老(ブラックタイガー)	80	0.1
タラコ	20	0.1
玉ねぎ	50	0.1
若布	10	0.1
ぶどう	100	0.1
餅(2個)	100	0.2
ウインナーソーセージ(2本)	30	0.2
ロースハム(3枚)	40	0.2
鶏肉	80	0.2
タラ	100	0.2
大根	100	0.2
トマト	100	0.2
なす	60	0.2
ピーマン(2個)	60	0.2
こんにゃく	50	0.2
生椎茸	50	0.2
ミカン(2個)	100	0.2
キャベツ	100	0.3
しらたき	50	0.3
バナナ	100	0.3
木綿豆腐(1/3丁)	100	0.3
食パン(6枚切り1枚)	60	0.4
鮭	80	0.4
じゃがいも	100	0.4
さといも	80	0.4
アジ	80	0.5
ワカサギ	60	0.5
玄米ご飯(軽く茶碗1杯)	100	0.6
ウナギ蒲焼	80	0.6
本しめじ	50	0.6
豚肉	80	0.7
さつまいも	100	0.7
バターピーナツ	20	0.7
卵(1個)	50	0.9
きな粉	10	0.9

第3話

C型肝炎の鉄制限食②

鉄制限食での食材選びのポイント

■〈主食について〉
白米のご飯を中心に

主食になるご飯・パン・麺類は比較的安心して食べられます。

米の場合、精製度が高くなるにつれて鉄は少なくなりますから、玄米より白米のご飯のほうがベターです。

パンは、ドライフルーツやナッツ等が入らないシンプルな食パンがお勧め。パスタや焼きそば、インスタントラーメンは鉄が比較的多くなりますから要注意です。

また、加工食品には添加物などが含まれていますから、できれば控えたい食品です。

■〈主菜類について〉
白身魚や脂分の少ない肉でたんぱく質を摂取

たんぱく源である肉類、魚介類、豆製品が主菜です。

鉄を多く含んでいるため控えたい食品としては、まずレバーをはじめとする内臓類、貝類があげられます。次にイワシやサンマなど背の青い魚。これらはDHAやEPAを含み、通常は積極的に摂りたい食品なのですが、C型慢性肝炎の患者さんはしばらく控えたほうがよいでしょう。また、納豆、生揚げ、がんもどきなどの大

C型肝炎の鉄制限食の基本

食事の基本
- 適正なエネルギーを摂る ▶ 標準体重1kg／30Kcal／1日
- 良質なたんぱく質を摂る ▶ 65～70g／1日
- 脂質の摂りすぎに注意しよう ▶ 総摂取カロリーの20～25%
- ビタミン・ミネラルを十分に摂る
- 鉄分の多い食品は避ける ▶ 5～7mg／1日

鉄制限食の食材選びの目安

食材の分類	勧めたい食材	注意したい食材
主食	米飯中心に	全粒粉などのパン類、パスタ
魚介類	白身魚、貝柱	青身魚、貝類、海草
肉類	鶏肉、豚肉	レバー
卵		全般的に控えめに
豆類		全般的に控えめに
乳製品	カルシウム補給に摂ろう	
野菜・果物	大根、トマト、キャベツ、玉ねぎ、なす、いも類、キノコ類	ほうれん草、春菊、乾燥野菜、乾燥果実、オレンジ
嗜好品	お茶、紅茶、コーヒー	

たんぱく質源ですから、ある程度きちっと摂る必要はあるのです。また同じたんぱく質でも、牛乳を始めとする乳製品は問題なく摂取できます。肉類なら、皮をとった鶏ムネ肉やササミ、油脂分の少ないヒレ肉、モモ肉にかえる、魚であれば、タラ、カレイなどの白身魚、アジ、サケ、エビなどにかえるといいでしょう。

〈副菜について〉
淡色野菜、キノコ類でビタミン、繊維を摂る

緑黄色野菜では、とくにほうれん草、小松菜、春菊、かぶの葉などが要注意です。これらの野菜に含まれる鉄は非ヘム鉄で、貯蔵鉄になりやすいからです。ワカメやヒジキも同様です。同じ緑黄色野菜でも、トマト、にんじん、かぼちゃ、ピーマンなどはお勧め。また淡色野菜は比較的鉄は少なめで、安心して食べられます。またキノコ類には食物繊維が多く、もう一品の副菜などに積極的にとりいれたい食品です。

副菜は鉄分を含む食材を使うことが多いので、調理方法にも気を配る必要があります。たとえばごま和え。ごまは鉄が多いので、おひたしにするなどです。

豆製品も要注意。量を控えるようにしましょう。その他の食品に関しては、一食に摂る量を考慮すれば、それほど気にする必要はありません。

抗酸化食品を積極的に摂る

第4話 炎症を悪化させる活性酸素の働きを抑えよう

生命活動に不可欠な酸化の過程で活性酸素は生まれる

リンゴを切ったまま放置しておくと赤くなり、お茶やコーヒー豆を密封しないで保管していると風味が抜けてしまいます。これらは空気中の酸素による酸化現象です。

私たちの体の中でも、この酸化現象が起きています。糖質やたんぱく質をエネルギーに変える化学反応がすなわち酸化にほかなりません。

ところが、この酸化の過程で産業廃棄物に相当する活性酸素ができてしまうのです。呼吸によって取り入れられた酸素の約2％が活性酸素に変化すると言われています。

また、肝臓にはグリコーゲンなどのエネルギーのもとになる栄養素が貯蔵されていて、エネルギー産生が盛んです。さらには、体に入ってきた異物の解毒作用に加え、食品添加物などの化学物質、アルコールや薬の成分を分解します。

このような様々な化学反応の過程で、活性酸素が発生します。いわば、肝臓はその働きゆえに、活性酸素の悪影響に直撃されている臓器といえるでしょう。

そして、この活性酸素は細胞膜や遺伝子を凄まじい勢いで傷つけていくのです。炎症を悪化させ、いろいろな病気やガンを誘発していると

鉄の心配がない抗酸化食品

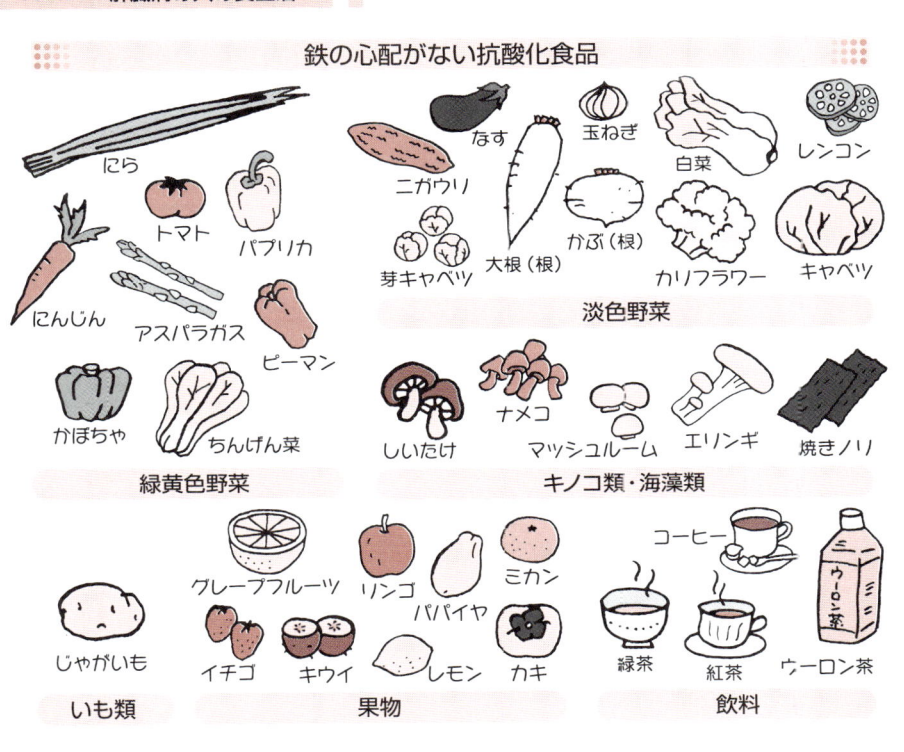

にら、トマト、パプリカ、にんじん、アスパラガス、ピーマン、かぼちゃ、ちんげん菜
緑黄色野菜

なす、ニガウリ、大根(根)、かぶ(根)、玉ねぎ、白菜、カリフラワー、キャベツ、芽キャベツ、レンコン
淡色野菜

しいたけ、ナメコ、マッシュルーム、エリンギ、焼きノリ
キノコ類・海藻類

じゃがいも
いも類

グレープフルーツ、リンゴ、ミカン、イチゴ、キウイ、パパイヤ、レモン、カキ
果物

コーヒー、緑茶、紅茶、ウーロン茶
飲料

鉄の少ない抗酸化食品を摂る

考えられています。

活性酸素の発生を促す要因はこの他にもストレス、喫煙、紫外線などがあげられますから、食べ物だけでなく生活面でも注意が必要です。

また、活性酸素の働きを抑える抗酸化食品を積極的に摂ることも効果的です。

酸化を防ぐ栄養素はカロチン、ビタミンB_2、ビタミンC、Eなどで、これらを含む食品を抗酸化食品といいます。

緑黄色野菜や種実類、大豆などに比較的多く含まれていますが、同時にこれらの食品は鉄も含んでいます。

C型慢性肝炎では鉄を控えなければいけないので、鉄の心配のない抗酸化食品を選ばなければなりません。

第5話 肝臓を守る食生活のポイント

朝・昼・夕食をバランスよく規則正しく摂ろう

主食・主菜・副菜でバランスをとる

1日3回の食事をそれぞれ主食・主菜・副菜となるようにメニューを組み立てるのが基本となります。

主食はご飯、パン、麺類などの穀類を中心に1食の量をご飯茶碗軽く2杯、食パン6枚切り1枚などと量を決めて食べるようにします。

主菜とは魚類、肉類、卵、大豆・大豆製品などのメインになるおかずです。3食とも主菜は肉類というような同じものにならないように、卵、魚、豆腐なども交互に使ったメニューにし

ます。調理方法も、焼く、揚げる、蒸す、炒める、あんかけなどバラエティ豊かに取り入れます。

副菜は野菜、キノコ類、海藻類などで小鉢や小皿料理を添えます。和え物、サラダ、酢の物、煮物、炒め物などにして盛りつけます。いも類の1品も必要です。

果物などのデザートがあると食卓が豊かになります。これに牛乳、ヨーグルト、チーズなど乳製品を加えれば栄養は完全になります。

栄養があるから、あるいは好きだからといっても、たとえば肉類だけでは必要な栄養素を満たすことはできません。1日30品目を目安に、

主食、主菜、副菜でバランスをとろう

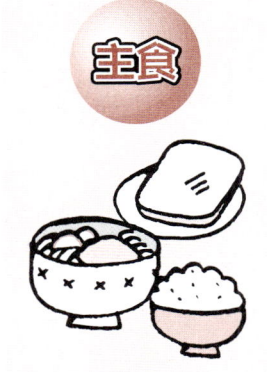

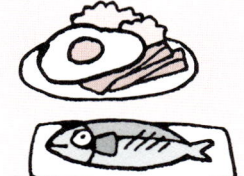

主食
ご飯・パン・麺類

主菜
魚類・肉類・卵
大豆・大豆製品

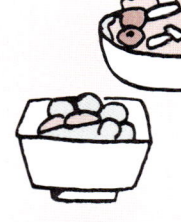

副菜
野菜・キノコ類
海藻・いも類

1日30品目の食品を食べよう

できるだけ多くの食品を食べるように工夫します。

食べる食品の種類が多くなれば、それだけ多くの栄養素もバランスよく摂れるようになります。

朝・昼・夕の3食を規則正しく摂る

朝、昼、夕の食事を規則正しく摂るという考え方が薄れ、お腹がすけば何かを食べるという人が増えてきました。

しかし、1日に摂取したカロリーや内容が同じでも、食べ方が規則的かどうかで肝臓の負担は違ってきます。肝臓の仕事は食べ物の栄養素を、人間の身体に必要なエネルギーやアミノ酸に合成し、貯蔵、供給する働きがあるからです。

肝臓は沈黙の臓器と言われていますが、どんなに我慢強い肝臓でも、朝食を抜いて夜中にラーメンや丼飯を食べるといった食習慣が日常的になると、活動の負担が大きくストレスもたまり、肝臓は悲鳴をあげてしまいます。

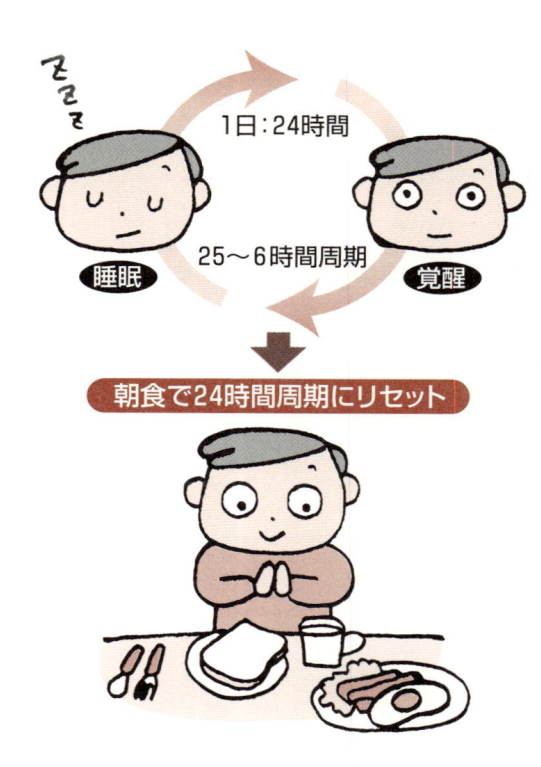

1日：24時間
25〜6時間周期
睡眠　覚醒

朝食で24時間周期にリセット

さて、私達の身体は日の光がまったく入らないまっ暗なところで生活すると、25〜26時間周期で睡眠と覚醒を繰り返すことが、実験でわかっています。しかし、実際は1日24時間というリズムで生活しています。

私達は、朝になれば目が覚めて、会社や学校に行くなどの生活のリズムを持っています。身体の代謝、ホルモンの代謝、免疫機能も一定のリズムを持っています。身体には体内時計があり、そのコントロールセンター的役割をしているのが脳です。

体内時計を24時間の周期にリセットするのが食事、特に朝食なのです。つまり、朝食は1日の生活リズムをつくる大切な食事というわけです。

脳はぶどう糖しかエネルギーとして使うことはできません。しかし、脳の活動は、セロトニンという物質があると活発に行われることがわかっています。セロトニンはトリプトファンというアミノ酸から作られます。

ブドウ糖を供給するご飯と、アミノ酸を供給するたんぱく質のおかずを朝食でしっかり食べて体内時計のリセットを忘れないようにします。また、朝食で昼食までのエネルギーをしっかり食べれば血液の循環は良くなり、身体は目覚めて活動しやすくなります。

昼食で午後の活動のためのエネルギーを、そして夕食で疲れを癒し、明日のための再生をは

186

PART6　肝臓病の人の食生活

野菜をたっぷり食べよう

新鮮な野菜や果物には身体の働きを円滑にするビタミンやミネラルが豊富に含まれています。キノコや海藻類には食物繊維が多く、便通を整える働きがありますから、積極的に摂りたいものです。

食事作りの中で一番面倒なのが、野菜料理ですが、野菜イコール「生野菜のサラダ」というイメージは捨て去ることです。サラダはどんなに食べたつもりでも量的にはたかが知れているからです。炒める、ゆでる、蒸す、煮るなど、一手間かけて量を多く食べるようにすることです。

からなければなりません。再生をはかるためにたんぱく質やカルシウムをしっかり摂ることを忘れてはなりません。

夕食は寝る3時間前にはすませ、胃にも負担をかけないように心がけたいものです。

緑黄色野菜に豊富に含まれているビタミンA、D、Eは油と一緒に摂ると吸収率が高まります。

野菜は品種改良や世界中から輸入されるようになったため、季節感がどんどん薄れてきています。しかし、たとえばほうれん草は夏と冬では栄養価が大幅に異なります。季節を意識して、旬のものを食べるように心がけましょう。

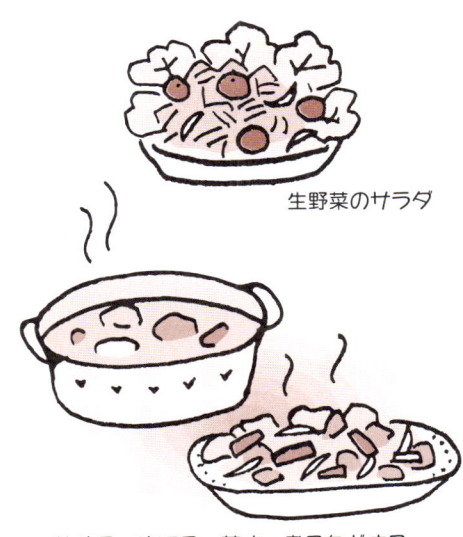

生野菜のサラダ

炒める、ゆでる、蒸す、煮るなどする

塩分は1日に8グラム以内が理想

●薄味料理に慣れる

日本人の1日の食塩摂取量は13グラムです。望ましい1日の塩分摂取量は10グラム以下。できれば8グラムが理想です。

この目標を達成するのは、できるだけ手作りを心がけ、よく噛む習慣をつけ、素材の味を味わうようにすることです。

既製品のお惣菜や加工食品、外食のおかずは味付けが濃くできています。塩分以外にも旨味類が添加されていますから、食べた瞬間はおいしく感じます。

しかし、慣れてしまうと味覚が麻痺してどんどん濃いものを求めるようになります。日頃から薄味に慣れるように、なるべく手作りを心がけましょう。

●薄味にするための工夫

・旬の新鮮な食材を使う

野菜、魚は旬のものを利用すると食卓が豊かになり、おいしく食べられます。旬のものは栄養価も高く、素材そのもののおいしさが味わえます。鮮度の落ちたものはビタミンなどの栄養価も減少し、魚は生臭くなりますからみそやしょう油を多く使わないとおいしく食べられないなど、調味料や香辛料の助けが必要になります。

・天然の昆布やかつおだしの旨みを利用する

煮物や汁物では、調味料が少ないと何か物足りなさを感じます。しかし、だしを入れるとたんにおいしさを感じます。

昆布やかつお、魚のアラ、鶏がらなどだしの旨みを利用するとよいでしょう。また、スープをとるときは、野菜などの切れ端も捨てないで利用することをお勧めします。

インスタントのだしの素を使うと簡単ですが、塩分も含まれていますからかえって逆効果です。

188

PART6　肝臓病の人の食生活

・レモンや酢など酸味を利用する

米酢、黒酢、リンゴ酢、ワイン酢、最近はぶどうを原料にしたバルサミコなど、酢の関連製品も多くなりました。こうした酢のほかにレモン、カボス、柚子、スダチ、ダイダイなど風味も一緒に楽しめるものもあります。こうした酸味を利用すれば、焼き魚、揚げ物、ソテー料理、鍋物などは塩分が少なくてもさっぱりと食べられます。

・香味野菜、香辛料を利用する

しょうが、しそ、木の芽、ねぎ、柚子、パセリ、わさび、唐辛子、こしょうなど香味野菜や香辛料は料理の味を引き立たせ、物足りなさを味覚的、視覚的にもカバーしてくれます。食欲を増進させる効果もありますから、食欲がないときにもお勧めです。

さといもや大根の煮物に柚子を散らす、スープにカレー粉を入れる、おすましにみじん切りのねぎを散らすなどの一手間が料理のグレードアップにもつながります。

・適度な油のコクを利用する

揚げ物や炒め物がおいしく感じるのは、香ばしさもあり、コクもあるからです。魚の空揚げ、サラダ、マリネ、甘酢炒め、中華の和え物など、油を使うとおいしく食べられます。おひたしや和え物、炒め物、スープの最後に、ごま油を2～3滴落としただけでもおいしさは増し、減塩につながります。

ただし、香辛料の使いすぎは禁物です。

また、メニューすべてを薄味にしなくても、1品ぐらいはしっかり味の付いたものをつけ、メリハリをつけることも必要です。

減塩は肝臓ばかりでなく、高血圧や動脈硬化などの予防にもなります。

●むくみや腹水の予防に

肝臓の働きが低下してむくみが出たり、腹水がたまったりする場合があります。血液の流れが悪くなることから起きています。

私たちが食べたたんぱく質はそのままでは利

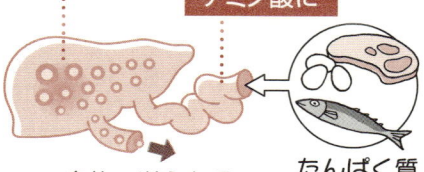

たんぱく質合成
- アルブミン
- グロブリン
- フィブリノーゲン

消化管で分解 → アミノ酸に

身体へ送られる

たんぱく質

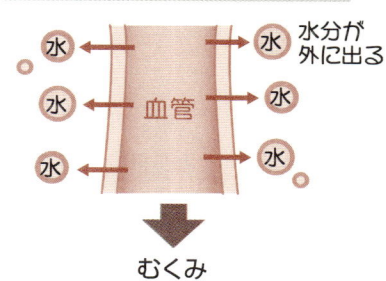

アルブミンの分泌量が低下すると

水分が外に出る

水　血管　水

むくみ

用されず、消化管で分解されてアミノ酸になって肝臓に送りこまれます。そしてアルブミン、グロブリン、フィブリノーゲンというたんぱく質に合成されて身体に送りこまれます。この中のアルブミンは血管から水が出るのを防ぐ役割をしていますが、肝臓機能が悪くなるとアルブミンの合成量が低下します。すると血液が薄くなり、浸透圧の原理で水分が血管から外に出てしまい、むくんだりします。ナトリウムは体液などの浸透圧を一定に保つ働きがありますから、塩分の摂取量が多いと、そのバランスがくずれてしまいます。

病状を進行させないためにも日頃の食べ方には注意が必要です。

ゆっくり嚙んで、食事を楽しむ

せめて1日のしめくくりの夕食は家族団らんを大切に、ゆっくり食事を味わう心のゆとりがほしいものです。

よく嚙むことで、素材の味を改めて感じることができます。よく嚙むと唾液の分泌もよくなり、脳も刺激を受けて代謝も活発になります。早食いはどうしても過食につながります。脳の満腹中枢は、食べ始めて30分経過しないと満腹の信号を出しません。満腹感がないのでどうしても何かつまみたくなってしまいます。早食いに太っている人が多いようですから、ゆっくり嚙んで食べれば肥満防止にもなります。

肝臓に負担をかける便秘を予防する

肝臓は身体にとって有害な物質を酸化したり、還元したり、いろいろな化学反応で無毒にする働き、つまり「解毒作用」を行っています。解毒された物質は血液を介して尿として、あるいは便として排出されます。

身体に有害な物質というのは、たんぱく質が分解されて発生するアンモニア、アルコール、薬品、食品添加物などのことを言います。

肝臓に負担

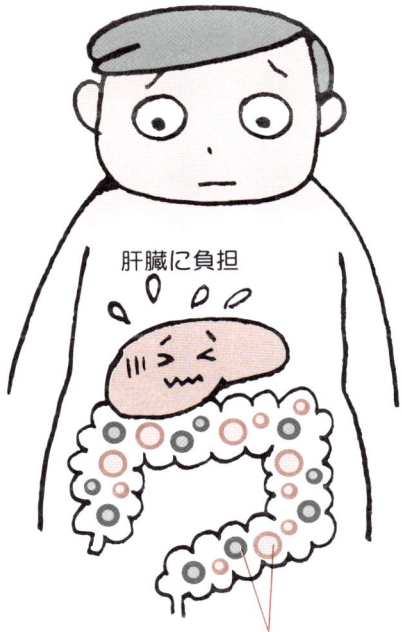

アンモニアが溜まる

しかし、便秘をすると、便から発生したアンモニアなどがなかなか排出されずに大腸で溜まり続け、やがて血液によって肝臓へ運ばれてしまいます。それだけ解毒する作業が増え、肝臓に負担がかかるわけです。

とくに肝臓にトラブルを抱えている場合はその解毒作業自体がうまく機能せず、有毒物質が脳に運ばれて肝性脳症を引きおこすこともあります。肝硬変の人は要注意です。

一方で、病気のために肝臓が胆汁をうまく合成できなくなると、排出機能が低下＝便秘になりやすくなります。胆汁は、食べたものが十二指腸に達すると、胆のうから十二指腸に送られ、消化・吸収を助ける役割があるからです。

規則正しい生活をし、朝食後はトイレに行くことを習慣にするようにします。朝、冷たい水や牛乳を飲むこともいい方法です。食物繊維の多い野菜、キノコ類、ご飯もしっかり食べて、便秘をしないようにすることを心がけましょう。

第6話

カロリーと栄養素を賢く管理

バランスのとれた食事をするために4群点数法を利用する

強い意志をもって、食べ過ぎないこと

私たちのまわりには加工食品をはじめ多くの食品があります。氾濫する食品群から何をどれだけ食べたらよいか、選び方、食べ方がとても重要になります。

それには目安になる基準が必要でしょう。そこで、本書では、含まれている栄養素が同じような食品を4つのグループに分けた「4群点数法」という食事法を紹介します。ちなみに6つの食品群に分けるやり方もあります。

毎日この方法で食べれば特に細かい計算をしなくても、自然に栄養のバランスがとれた食事になります。

ほとんど無意識のうちに毎日繰り返されている食事は、その人の嗜好や食習慣を色濃く反映しています。これに生活習慣の乱れが加わって、生活習慣病は発病します。

そもそも食事とは、その人の嗜好に任せているとどうしても栄養バランスを崩しがちになるものです。肝臓病の人はとくにバランスのある食事が求められますから、自分から直そうという意識を強く持ち、食事に臨んでほしいものです。

4つの食品群の分類とその特徴

4群点数法

群	食品	点数
1群	牛乳、乳製品、卵	3点
2群	魚介類、肉・肉類加工品、大豆・大豆加工品	3点
3群	緑黄色野菜、淡色野菜、いも類、果物類	3点
4群	穀類、砂糖、油脂類	11点

バランスのいい食事

毎日食べなければならない食品を、4つのグループ（群）に分類します。1点を80キロカロリーとして、各群に必要な点数を摂取するようにします。目安としては1日計20点（1600キロカロリー）、それに自分の体重や活動量を考えて加減します。

80キロカロリーとは、卵1個、牛乳2/3カップ（140cc）、バナナ1本、リンゴ中1個、じゃがいも1個程度です。大体の目安を覚えてしまえば、どのくらいの量を食べればいいかの概算はできるようになります。

1群 オールマイティの食品群…3点

牛乳、乳製品、卵のグループです。この群の食品には、たんぱく質・脂質・ビタミン・ミネラルがバランスよく含まれます。日本人に不足しがちなカルシウム、鉄、ビタミンA、B_2など各種栄養素を幅広く含み、栄養を完全にするグループです。

とくに牛乳、ヨーグルトに含まれるカルシウムは吸収がよく、優れものです。卵は良質なたんぱく質を含み、常備品の筆頭にもあげられ手軽に使えます。

2群 身体や筋肉、血液などを作る食品群…3点

主に主菜になる食品群です。魚介類、肉・肉類加工品、大豆・大豆加工品などから各1点。この群に属する食品には、たんぱく質のほかに、食品により含有量に差があるものの、脂質、ビタミンA、ビタミンB_1、B_2、鉄、カルシウム

などを含みます。

　エネルギーで比較すると、脂質の多いものはたんぱく質が少なくなる傾向にあります。白身魚やイカ、貝類は脂質が少ないのでカロリーも少なく、多めに食べられます。一方、マグロのトロ、サバ、イワシ、サンマなどは脂質が多いのでカロリーは高くなります。しかし神経質になることはなく、まぐろのトロを1人前食べたとしたら翌日はタラにするなどしてバランスをとるようにすることです。

　肉類は部位により、脂の量が大幅に違いますから注意します。サーロイン、ロース肉、挽肉などは脂が多く、ヒレ肉、モモ肉、ササミなどは比較的少なめです。主菜を作るときに注意したいところです。

3群　八百屋さんで買える食品群…3点

　緑黄色野菜、淡色野菜、いも類、果物類などの食品で、身体の生理機能を調節します。

　この群に属する食品にはビタミンA(カロチン)、ビタミンC、その他ビタミン類、ミネラル、食物繊維を多く含みます。中でもビタミンCはこのグループからしか摂ることができません。

　副菜の小皿、小鉢料理、つけ合せに必要なグループです。どんなに肉や魚を食べても野菜を一緒に食べなければ意味がありません。量的に言うと、野菜は主菜の3倍は食べるようにします。肉料理は手軽に作れますが、野菜料理は下ごしらえに手間がかかります。つい面倒がってトマト、きゅうり、レタスなどサラダなどによりがちですが、季節に出盛りの葉ものをゆでたり、煮たりして火を通せばたくさんの量を食べることができます。

　緑黄色野菜類はカロチンが多く、油と一緒に摂ると吸収が高まります。

　淡色野菜は食卓を賑やかにする役割もあります。もう1品として食物繊維に優れていますし、食物繊維が豊富に含まれるこんにゃく、海藻類も忘れずに。

　このグループに多いビタミンB_1、B_2、Cなど

主食をしっかり食べよう！

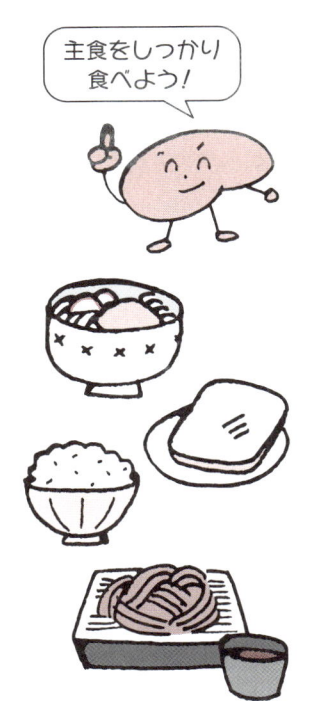

は水に流れてしまいますから、摂りすぎの心配はありません。

いも類はでんぷんが多いためエネルギー源と考える人もいます。しかし、ビタミンCやB₁、B₂、食物繊維なども比較的多く、調理の損失が少ないという利点があります。

果物はよく熟して新鮮なものを生で食べることがいちばんです。季節の果物を食後にデザートとして楽しみます。ただし、摂りすぎは肥満などになりかねませんから注意が必要です。

4群　身体を動かすエネルギー源…11点

穀類、砂糖、油脂類の群です。食べすぎると、脂肪として身体に貯金され、あまり好ましくない財産になります。

この群に属する食品は穀類はエネルギー源になるばかりでなく、たんぱく質やビタミンB₁なども含みます。油にはビタミンEも含みますから、悪者扱いにばかりはできません。

ご飯、うどん、パン、そばなど主食になる群ですから、一定量を決めて食べるようにします。主食をしっかり食べないとお腹がすいて間食が欲しくなります。

サラダ油、大豆油、バター、マーガリンなどは料理に使い過ぎないようにします。

砂糖はコーヒーや紅茶に入れて飲む習慣があるとそれだけで使用量は満たしてしまうことを覚えておきましょう。お菓子類など嗜好品は精神安定にも必要ですから、まったく禁止するのではなく、適量を心がけましょう。

4群点数目安表（1点80Kcalの目安）

1群　3点　オールマイティの食品群

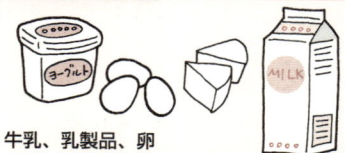

牛乳、乳製品、卵

この群の食品には、たんぱく質・脂質・ビタミン・ミネラルがバランス良く含まれます。日本人に不足しがちなカルシウム、鉄、ビタミンA、B_2など各種栄養素を幅広く含み、栄養を完全にするグループです。

	食品名	1点の目安量
乳・乳製品	牛乳	2/3カップ弱
	無糖ヨーグルト	2/3カップ
	ヨーグルトドリンク	2/3カップ弱
	パルメザンチーズ	大さじ3
	チェダーチーズ	1切れ
	カマンベールチーズ	1切れ

	食品名	1点の目安量
乳・乳製品	カッテージチーズ	1/3カップ
	脱脂粉乳	大さじ3強
卵	卵	1個
	うずら卵	5個
	卵豆腐	100g

2群　3点　身体や筋肉、血液などを作る食品群

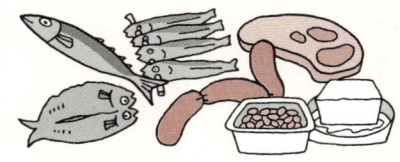

魚介類、肉・肉類加工品、大豆・大豆加工品

魚1点、肉類1点、大豆・大豆製品1点。計3点を摂ります。

主に主菜になる食品群です。この群に属する食品には、たんぱく質のほかに、食品により含有量に差がありますが、脂質、ビタミンA、ビタミンB_1・B_2、鉄、カルシウムなどを含みます。

	食品名	1点の目安量
魚介類	サンマ	1/3尾
	イワシ	小1尾
	ブリ	1/3切れ
	サバ	1/2切れ
	サワラ	1/2切れ
	マナガツオ	1/2切れ
	カツオ刺し身	3切れ
	カマス	1/2尾
	カレイ	小1尾
	アユ	1尾
	マグロ刺し身（赤身）	5切れ
	アジ	中1尾
	スズキ	小1切れ
	ヒラメ	小1切れ
	マダイ	1/2切れ
	マダラ	1切れ
	ワカサギ	10尾
	ホタテ貝	3個
	車エビ	4尾

	食品名	1点の目安量
魚介類	イカ（身）	1/2ぱい
	ブラックタイガー	5尾
	タラバカニ	100g
	ゆでタコ	80g
	カキ	8粒
	殻つきアサリ	270g
	みりん干し	1枚
	めざし	2本
	身欠きニシン	1本
	サバ水煮缶	1切れ
	サケ水煮缶	1切れ
	アジ干物	中1枚
	シシャモ生干し	3尾
	イクラ	大さじ1強
	タラコ	1/2腹
	焼き竹輪	1本
	カニ風味かまぼこ	8本
	つみれ	3個
	さつま揚げ	1枚

PART6　肝臓病の人の食生活

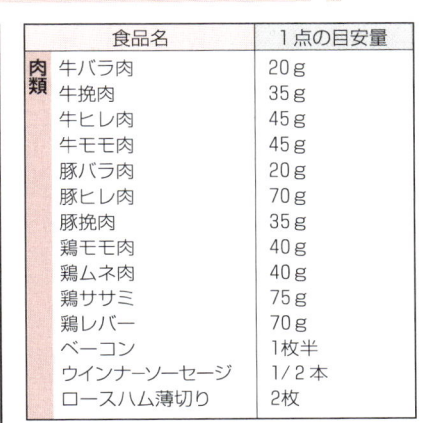

	食品名	1点の目安量
肉類	牛バラ肉	20g
	牛挽肉	35g
	牛ヒレ肉	45g
	牛モモ肉	45g
	豚バラ肉	20g
	豚ヒレ肉	70g
	豚挽肉	35g
	鶏モモ肉	40g
	鶏ムネ肉	40g
	鶏ササミ	75g
	鶏レバー	70g
	ベーコン	1枚半
	ウインナーソーセージ	1/2本
	ロースハム薄切り	2枚

	食品名	1点の目安量
肉類	ローストビーフ	40g
	豚レバー	65g
	豚ロース	30g
	豚モモ肉	45g
大豆・大豆製品	凍り（高野）豆腐	1枚
	きな粉	大さじ2
	油揚げ	1/2枚
	納豆	1パック
	がんもどき	1/2枚
	木綿豆腐	1/3丁
	豆乳	3/4カップ
	枝豆	110g
	あずきあん	大さじ2

3群　3点　八百屋さんで買える食品群

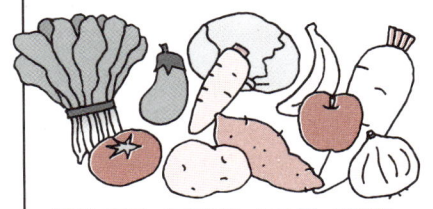

このグループからは3点。緑黄色野菜100g、淡色野菜200g、いも類100g、果物200gを目安に摂るようにします。

身体の生理機能を調節する食品群です。この群に属する食品にはビタミンA（カロチン）・ビタミンC・その他ビタミン類・ミネラル、食物繊維を多く含みます。中でもビタミンCはこのグループからしか摂ることができません。

緑黄色野菜、淡色野菜、いも類、果物類

	食品名	1点の目安量
緑黄色野菜	芽キャベツ	7個
	かぼちゃ	90g
	にんじん	2本
	さやえんどう	220g
	ブロッコリー	1個
	ミニトマト	28個
	オクラ	30本
	さやいんげん	350g
	ピーマン	13個
	ほうれん草	400g
	トマト	2個
	ちんげん菜	6株
	小松菜	570g
	サニーレタス	500g
淡色野菜	とうもろこし	2/3本
	ごぼう	120g
	はす	120g
	玉ねぎ	1個
	黄ピーマン	2個

	食品名	1点の目安量
淡色野菜	ねぎ	3本
	カリフラワー	1個
	キャベツ	1/2個
	なす	6個
	大根	440g
	かぶ	5個
	にがうり	2本
	もやし	530g
	白菜	大1/4株
	ズッキーニ	3本
	きゅうり	6本
	レタス	1 1/2
いも類	さつまいも	1/3本
	じゃがいも	1個
	長いも	120g
	さといも	4個
果物類	バナナ	1本
	アボガド	1/4個

	食品名	1点の目安量
果物	柿	2/3個
	リンゴ	2/3個
	キウィ	1 1/2個
	ミカン	2個
	いよかん	1個
	はっさく	1個
	ネーブル	1 1/2個

	食品名	1点の目安量
果物	なし	1/2個
	びわ	6個
	すいか	2切れ
	グレープフルーツ	1個弱
	イチゴ	20個
	干し柿	1 1/2個
	パイン缶詰め	2 1/2枚

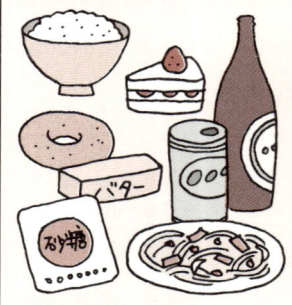

4群 11点 身体を動かすエネルギー源

このグループで1日のエネルギーの調節をします。1日1600Kcalの場合は1~3群で各3点ずつ9点、残り11点をこの4群から摂るようにします。摂取エネルギーの増減がある場合でも1~3群はそのまま、4群で増減を行います。摂取エネルギーが多い場合はご飯の量を増やします。1日の目安は、ご飯軽く4杯、食パン6枚切り1枚、砂糖大さじ2、油大さじ1が目安です。

食べ過ぎると、脂肪として身体に貯金されてしまいます。この群に属する食品は穀類はエネルギー源になるばかりでなく、たんぱく質やビタミンB₁なども含みます。油にはビタミンEも含みますから、悪者扱いにばかりはできません。

穀類、砂糖、油脂類

	食品名	1点の目安量
穀類	ご飯	茶碗1/3杯
	餅	2/3個
	おにぎり	1/2個
	スパゲティ	20g
	ゆでうどん	1/3個
	餃子皮	5枚
	食パン	6枚切り1/2枚
	クロワッサン	1/2個
	ロールパン	2/3個
	フランスパン	1切れ
	あんパン	1/3個
調味料他	白砂糖	大さじ2 1/2杯
	はちみつ	大さじ1強
	固形コンソメ	9個
	カレールー	16g
	みそ	大さじ2 1/2
	しょう油	1/2カップ
	オレンジママレード	大さじ1 1/2
	低糖度イチゴジャム	大さじ2弱
	バター	11g
	マヨネーズ	大さじ1

	食品名	1点の目安量
調味料他	炒りごま	大さじ1 1/2
	アーモンド	11粒
	バターピーナツ	16粒
菓子	ポテトチップ	14g
	ミルクチョコレート	14g
	キャラメル	3 1/2個
	かりんとう	3本
	ビスケット	3枚
	あられ	21g
	ドーナツ	1/2個
	カステラ	1切れ
	どらやき	1/2個
	シュークリーム	小1個
	ショートケーキ	1/3個
飲料	オレンジジュース	1カップ弱
	炭酸果汁飲料	2/3カップ
	ウイスキー	大さじ2強
	ビール	1カップ
	発泡酒	1カップ弱
	ワイン	1/2カップ

PART6　肝臓病の人の食生活

第7話　栄養素の働きを知って過不足なく食事で摂ろう

栄養素の働きとその必要量

エネルギー源になる炭水化物

ご飯、パン、うどん、パスタなどに含まれる炭水化物は、私たちが毎日働くのになくてはならないエネルギー源です。

炭水化物は胃腸でぶどう糖に分解されて、腸管から肝臓や全身に運ばれます。すぐに使わないものはグリコーゲンとして肝臓に蓄えられ、必要に応じて肝臓で再びぶどう糖に分解されて血液中に送り出されます。

●私たちのエネルギーの大部分は炭水化物

エネルギーの約55％は炭水化物により補給します。炭水化物は1グラムあたり4キロカロリーのエネルギーを出します。

最近の若い人は、ご飯を少なく肉を多く食べるという食習慣が身について、ご飯を食べてはいけないように思っている人が多いようですが、ご飯もきちっと食べる習慣をつけることです。

●適量をとるように

炭水化物を食べないで脂の多い肉ばかりを食べていると、血中コレステロール値が高くなり、最終的にはグリコーゲン（炭水化物）の替わりにアミノ酸が使われ、肝臓に負担がかかります。

炭水化物が燃焼してエネルギーになったときは、二酸化炭素と水ができますが、たんぱく質が燃えたときは窒素化合物ができます。アンモ

でんぷんを多く含む食品	含有量（g）
ご飯茶碗1杯（150g）	55.6
食パン6枚切り1枚	42.0
ロールパン2個（80g）	38.9
ゆでうどん1玉（200g）	43.2
餅2個（100g）	50.3
ゆでソバ（200g）	52.0
スパゲティ（90g）	64.9
さつまいも1/2本（100g）	31.5
じゃがいも1個（100g）	17.6

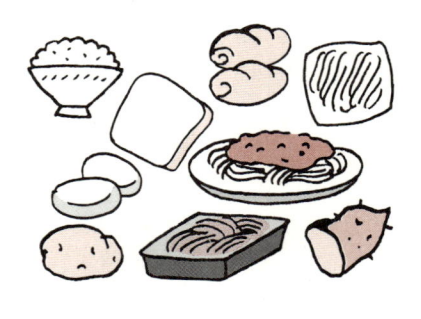

ニアもその1つで、身体には有害物質です。これを無害にするのが肝臓ですから、結果的に肝臓に負担をかけることになります。

炭水化物は主食となるもので、1日1600キロカロリーのエネルギーを必要とする人は糖質220グラムが必要とされています。もちろん食べすぎれば、エネルギー過剰になり肥満を招きますから注意は必要です。多すぎても少なすぎても栄養バランスをくずしてしまうのです。

● 消化・吸収のゆっくりなでんぷん質から摂る

炭水化物には、穀類やいも類などに多く含まれるでんぷん、しょ糖（砂糖）、果糖、麦芽糖、乳糖などがあります。なかでも消化・吸収の速度がゆっくりなのはでんぷんで、速いのがショ糖や果糖です。

消化・吸収が早いものは血糖値をあげる速度も速く、大量に食べるとすい臓からインスリンが大量に分泌されます。これは、中性脂肪が増える原因になり、肥満につながります。

それを避けるためにも、ゆっくりと消化がすむでんぷん質の多い食品を主食に選ぶ必要があるわけです。

でんぷん質を多く含む食品はご飯、餅、パン、うどん、そば、スパゲティなどです。また、さつまいも、じゃがいも、さといもなどにも含まれています。

── 身体を作るもとはたんぱく質

肉、魚、卵、大豆などに含まれるたんぱく質

PART6 肝臓病の人の食生活

たんぱく質を含む多く食品(正味)	含有量(g)
ブリ(1切れ 80g)	17.1
タラ(1切れ100g)	18.1
カレイ(1切れ100g)	19.6
イワシ(2尾 80g)	15.9
サンマ(1尾100g)	18.5
アジ(1尾 70g)	14.5
生サケ(1切れ 80g)	17.8
卵(1個 50g)	6.1
木綿豆腐(100g)	6.6
ゆで大豆(50g)	8.0
納豆(1パック50g)	8.2
牛乳(200cc)	6.6
プロセスチーズ(1切れ20g)	4.5
豚ヒレ肉(80g)	18.1
豚モモ肉(脂なし80g)	17.0
鶏モモ肉(皮つき80g)	13.8
鶏ササミ(80g)	18.4
鶏ムネ肉(皮つき80g)	15.6
牛ヒレ肉(80g)	16.4
牛モモ肉(80g)	15.6

● 肝臓の細胞もたんぱく質で作られている

食べたたんぱく質が分解され肝臓で再合成されることはすでに述べましたが、この再合成のときに働く酵素もたんぱく質でできています。そして肝臓自体の細胞もたんぱく質で作られていますから、肝臓にとってはなくてはならない栄養素です。

たんぱく質は約20種類のアミノ酸でできていますが、その中でも必須アミノ酸と言われる8種類は人間の身体では合成することができません。この必須アミノ酸が不足すると他のアミノ酸もうまく利用されずに無駄になります。

● 良質なたんぱく質とは

必須アミノ酸をバランス良く含んでいるものを良質たんぱく質と言い、動物性のものに多く含まれています。魚類、貝類、肉類、卵、牛乳などです。植物性でも大豆、大豆製品は良質たんぱく質が多く含まれています。大豆が良いから、魚が良いからと偏らずにいろいろのものを献立に取り入れましょう。主菜となるものです。

は私たちの身体の発育や組織の再生に欠かせない材料ですが、そのままでは使うことができません。消化管でアミノ酸に分解されて、肝臓に送りこまれます。肝臓はこのアミノ酸を人間の身体に合ったアルブミン、グロブリン、フィブリノーゲンなどに合成して各臓器に送り出しています。アルブミンは血管から水が出るのを防ぎ、グロブリンは免疫機能に関する働きを、フィブリノーゲンは血液を凝固させる役割を果たしています。

たんぱく質は1グラムあたり4キロカロリーのエネルギーを出します。1日の必要量は成人で、体重キログラム当たり1〜1.5グラムです。

また、必要エネルギーの15％が目安です。1600キロカロリーを必要とする人はたんぱく質は1日60グラムが必要量になります。

●肝硬変には良質なたんぱく質を多めに

肝硬変は、肝臓の細胞の組織が壊された状態ですから、肝臓全体が萎縮しています。必須アミノ酸を含んだ良質たんぱく質を多めにとるようにします。また、肝臓の本来の機能は保っていて悪化する兆候が見られない時期は、病状を進行させないためにも、良質なたんぱく質を多めに摂ると言っても医師と相談して、摂りすぎないようにすることです。たんぱく質の摂りすぎは脂質の摂りすぎにもなるからです。

タラ、カレイなどの白身の魚、脂の少ないササミ、ヒレ肉、卵、豆腐、納豆などを使います。

脂質も大事な物質

肉類や魚に含まれる油、サラダ油などの脂質は、腸管の中でグリセロールと脂肪酸に分解され、主にリンパ管を通って肝臓に運ばれます。肝臓ではこれらをコレステロール、リン脂質、中性脂肪に合成して血液中に送り出しています。これらの物質は細胞膜の形成に使われ、また、ホルモンの材料にもなります。ですから、脂質も大事な栄養素なのです。

●動物性と植物性脂質のバランスを

脂質が糖質やたんぱく質とならんで3大栄養素の1つです。悪者扱いにされていますが、エネルギー源として必要なものです。ただし、肝臓病だからといって高脂質にする必要はありません。

脂質は分解すると脂肪酸になります。脂肪酸は飽和脂肪酸と不飽和脂肪酸の2種類があります。飽和脂肪酸は肉などから多くでき、不飽和脂肪酸は大豆油、サラダ油、米の油など植物油

から多くできます。不飽和脂肪酸の中でもリノール酸やリノレン酸などは人体では作ることができないので、食べ物から摂らなければなりません。これら植物油は血液中のコレステロールが血管に付着するのを防ぐ働きをしています。

食用油の他にバター、マーガリン、肉、魚、卵、牛乳などの食品からできます。

脂質は、必要エネルギーの20〜25％内に収めます。そして、植物性と動物性、魚の脂質の割合は5対4対1の割合で摂るのが望ましいです。

●急性肝炎の急性期や黄疸があるときは脂質を減らす

肝臓病で脂質を制限されるのは、急性肝炎の急性期です。胆汁の分泌が悪くなっているため、脂質の消化も悪いからです。患者さん自身食欲がなく脂っこいものにはムカツキをおぼえたりします。この時期の脂質は、普通のときの半量に減らすようにします。

また、黄疸や脂肪肝の人、その傾向があると

きも制限が必要です。黄疸は胆汁の色素であるビリルビンが血液に溢れた状態です。胆汁が十分に作られていないか、流れ出ていない場合があります。胆汁は脂肪の消化・吸収に必要なものですが、胆汁が少ないときに脂肪を摂ると、十分に消化できないため下痢を起こすことがあります。

身体の調子を整えるビタミン

身体の構成要素やエネルギーにはなりませんが、肝臓の働きを円滑にするために必要なのがビタミンです。壊れた肝細胞の補修、身体組織の補修、強化など身体の働きをスムースにする潤滑油の働きをしています。

ビタミンも肝臓に貯蔵され、身体に合った形に作りかえられて全身に送りこまれます。体内で作ることができませんので食べ物から摂らなければなりません。

●脂溶性ビタミンと水溶性ビタミン

炭水化物やたんぱく質、脂質などの栄養素が

体内で効率良く利用されるためにはビタミンが必要です。そして摂り入れたビタミン類の活性を高めるのは肝臓です。

ビタミンは水溶性で水に溶けるものと、脂溶性で油に溶けるものがあります。水溶性ビタミンにはB_1、B_2、B_6、B_{12}、Cなどがあり、必要以上に多く摂っても水に溶けて体外に排出されてしまいます。

脂溶性ビタミンにはA、D、E、Kなどがあり、油に溶けるので余分なものは肝臓に蓄えられます。肝疾患の場合、その貯蔵能力が低下していますから、活性を高めるためにも不足のないように摂ることが大切です。脂溶性ビタミンは炒め物、揚げ物など油と一緒に使うと効率的です。

しかし、最近ビタミン剤を食事の一部のように飲む人がいますが、摂りすぎもよくありません。日常の食事をバランス良く食べていればまず不足することはありません。

ビタミンを含む緑黄色野菜にはにんじん、ほうれん草、小松菜、春菊、ブロッコリー、かぼちゃなど、淡色野菜にはレタス、キャベツ、白菜、大根、きゅうり、もやしなどがあります。野菜、果物だけでなく、肉類、魚類、大豆製品、牛乳、卵などあらゆる食べ物に含まれています。

ミネラルについても忘れずに

ミネラルは無機質といい、骨や歯、血液などからだの構成要素に欠くことができません。カルシウム、ナトリウム、カリウム、リン、マグネシウム、鉄、亜鉛、マンガン、コバルト、ヨードなどがあります。ミネラルも肝臓に運び込まれたあと、活性化されて全身に送りこまれます。肝臓が弱るとこの活性化がうまくいかなくなります。貯蔵能力も低下してしまいます。

1日の必要量は微量ですから偏った食事をしないかぎり不足することはありません。ただ前述の通り、鉄はC型肝炎の患者さんは制限することになります。

また、カルシウムは日本人に不足しがちな栄養素です。骨格を作る大事な要素ですが、その他にも細胞の情報伝達、精神の安定に重要な役割を果たしています。

煮干、ジャコ、丸干し、干しエビ、ワカサギなどの小魚類、ヒジキ、ワカメ、のり、昆布などの海藻類、牛乳、ヨーグルト、チーズ、脱脂粉乳などに多く含まれます。

さらに問題なのはナトリウム。いわゆる塩分ですが、米飯中心の和食では、ふだんからみそ、しょう油などを調味料に使います。味付けの濃い加工食品は、便利ですが使用頻度が高ければナトリウムは過剰になります。極力少なくして、なるべく手作りで薄味に慣れましょう。

食物繊維で腸をきれいにしよう

人間の消化酵素では消化されない食物成分が食物繊維です。体の構成要素にはなりませんが、胆汁酸の排泄を促進して血中コレステロールを抑制し、血圧を下げる、老廃物を吸収して体外に排出するなどの働きをしています。

前にお話ししたように、腸に便を長く留めておくと有害物質はどんどん作られ、肝臓に大きな負担を強いることになります。アンモニアなどの有害物質を多く発生させないためにも、できるだけスムースに排便を促さなければなりません。そのためには食物繊維を多く含む食品を食べて、便の量を増やし、腸管を刺激し、便意を催すようにします。

食物繊維は、水に溶けるものと溶けないものがあります。昆布やワカメ、さといも、こんにゃくなどヌルヌル、ネバネバしているものには水に溶けるものが多く、穀物や野菜、キノコ、ごまなどの種実類、さつまいもなどのぼそぼそしているものは溶けないものが多く含まれています。どちらを多く摂れば良いかということではなく、バランスが大事です。

近年、肉食が多くなってから、私たちの食物繊維の摂取量は大幅に減りました。1日20～25グラムを目安に摂るようにします。

外食の摂り方

第8話 外食は1日1回を限度と考えよう

外食も主食、主菜、副菜を基本に選ぶ

外食をする場合も「主食」「主菜」「副菜」を頭においてメニューを選びます。このため、定食がお勧めです。そばやスパゲティ、サンドイッチなどの単品料理を選んだ場合は野菜の1皿や牛乳、ヨーグルトなどを加えて、足りない栄養素を補うように心がけることです。

外食は1日1回が限度です。昼も夕食も外食になると、1日の必要な栄養素をバランスよくとることは難しくなります。

また、朝食を抜いたり、簡単に済ませて、慌しく出勤するような状態が長く続くことは避けなければなりません。

食べる時間が不規則になることも避けましょう。

外食のメニューを選ぶポイントは?

●使用してある素材がよくわかるものを選ぶ

豚肉のしょうが焼き、焼き魚、煮魚、おひたしなどは見ただけで素材がよくわかりますが、ハンバーグ、メンチカツ、しゅうまいなどは、使ってある挽肉の内容やつなぎの材料が何であるかはよくわかりません。また、とんかつは脂

PART6　肝臓病の人の食生活

身が多かったり、天ぷらうどんや天丼の海老天はほとんどが衣だったりすることもあるので、十分注意します。

●単品料理より、定食を

時間がないなどの理由で、外食はどうしてもうどん、ラーメン、チャーハン、カレー、スパゲティなど、単品料理で簡単に済ませることが多いようです。こうした食生活が毎日のように続くのは好ましくありません。ほとんどがエネルギーばかりで、たんぱく質やビタミン、ミネラルの摂取量が不足してしまうからです。

麺類でもできるだけ具の多く入った鍋焼きうどん、煮こみうどん、五目そばなど。ご飯ものなら中華丼、野菜炒めライス、焼き魚定食、煮魚定食、ヒレカツ定食、日替わりランチなどにするよう心がけると、少しは野菜が多く摂れます。

お弁当を買う場合も、できるだけ野菜の多いものを選ぶようにします。

●塩分に気を配る

焼き魚、煮魚定食などはエネルギーが低く、ある程度野菜がついている点は良いのですが、漬物、みそ汁などがついているため塩分の摂りすぎになります。家で食べる夕食で加減するなど配慮が必要です。

●油を摂り過ぎないように

洋食料理にはフライ、フリッター、ソテー、グラタンなど、油を使った料理が多く、ソース類やポタージュなどのスープには生クリームなど油が多く使われていて、思った以上にカロリーオーバーになっているものが多いものです。

中華料理は野菜料理も多くありますが、やはりほとんどが油を使います。ラードなどの動物性脂肪を使うために旨味があり、おいしくてつい食べ過ぎてしまうので要注意です。

●麺類は汁を全部飲まない

中華料理はラードなどコクのある脂をたっぷり使っています。ラーメンのつゆはとてもおいしいですが、全部飲んでしまうと、塩分とカロリーの両方とも多いことを忘れないように。

夏 1日のモデルメニュー
104ページの作り方

	メニュー	エネルギー(kcal)	たんぱく質(g)	脂質(g)
朝	トースト	292	8.3	7.1
	鶏肉のカレー風スープ	98	9.9	3.8
	ブロッコリーのサラダ	53	2.1	3.2
	ハニーヨーグルト	91	3.6	3.0
	朝食合計	534	23.9	17.7
昼	チャーハン	542	14.2	17.7
	豆腐の中華風サラダ	61	3.6	3.1
	牛乳	100	5.0	5.7
	昼食合計	703	22.8	26.5
夕	ご飯	336	5	0.6
	アジとマグロの盛り合わせ	124	22.4	2.5
	なすといんげんの揚げ煮	63	1.4	4.1
	とうがんのくず汁	32	2.3	0.8
	夕食合計	555	31.1	8.0
	1日合計	1792	77.8	52.2

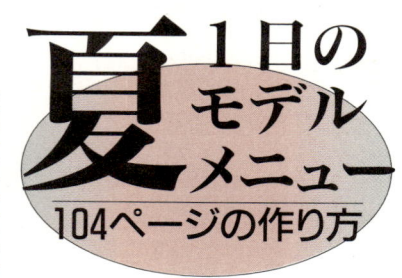

香辛料をきかせたり、冷たくしてもおいしい調理法などで、高温多湿の夏を乗り切りましょう。

材料（1人分）

●鶏肉のカレー風スープ●
- ササミ　　　　　　　　30g
- 玉ねぎ　　　　　　　　20g
- キャベツ　　　　　　　30g
- にんじん　　　　　　　10g
- カレー粉　　　　　　小さじ1/2
- ブイヨンで溶いたスープ　1カップ
- 片栗粉　　　　　　　小さじ1/2
- 塩・こしょう　　　　　少々
- 卵　　　　　　　　　　1/4個
- パセリ（みじん切り）　少々

●ブロッコリーのサラダ●
- ブロッコリー　　　　　40g
- トマト　　　　　　　　50g
- レタス　　　　　　　　20g
- マヨネーズ　　　　　小さじ1

●トースト●
- 食パン（8枚切り）　　　2枚
- バター　　　　　　　小さじ1
- ジャム　　　　　　　大さじ1/2

●ハニーヨーグルト●
- ヨーグルト　　　　　　100cc
- はちみつ　　　　　　大さじ1/2

●チャーハン●
- ご飯　　　　　　　　　200g
- 焼き豚　　　　　　　　30g
- ねぎ　　　　　　　　　15g
- レタス　　　　　　　　30g
- 油　　　　　　　　　大さじ1
- 卵　　　　　　　　　　1/2個
- 塩・こしょう　　　　各少々
- しょう油　　　　　　　少々

朝食

鶏肉のカレー風スープ

① ササミは削ぎ切りにする。
② 玉ねぎは薄切り、キャベツは細切り、にんじんは短冊に切る。セロリは筋を取って細く切る。
③ 鍋に油を入れ、玉ねぎ、にんじん、セロリを炒め、カレー粉を加え、さらにスープを入れる。煮立ったらキャベツを入れ、弱火で7〜8分煮る。
④ ①に片栗粉をまぶして③に加え、煮立ったら塩・こしょうで味を調え、といた卵を回しかける。
⑤ 器に盛り、パセリをちらす。

ブロッコリーのサラダ

① ブロッコリーは小房に分けてゆでる。トマトはくし型に切る。
② レタスに①を盛りつけ、マヨネーズを添える。

●ハニーヨーグルト……100cc
●トースト……2枚（8枚切り）

昼食

チャーハン

① 焼き豚は5mm角に切る。ねぎは

208

材料（1人分）

●豆腐の中華風サラダ●
豆腐	1/4丁
きゅうり	1/4本
トマト	40g
A しょう油・酢	各小さじ1
A ごま油	少々
ねぎ・しょうが（みじん切り）	少々
サラダ菜	1枚

●アジとマグロの盛り合わせ●
アジ	1尾（70g）
塩	少々
酢	適量
マグロ（刺身）	30g
きゅうり	1/4本
生わかめ	10g
青じそ、わさび	少々

●なすといんげんの揚げ煮●
なす	1個
いんげん	30g
揚げ油	適量
ねぎ	10g
麺つゆ（2倍希釈）	大さじ1
水	大さじ1

●とうがんのくず汁●
とうがん	50g
鶏ひき肉	10g
だし汁	2/3カップ
A 塩	小さじ1/5
A しょう油・みりん	各少々
片栗粉	小さじ1/2
かいわれ菜	少々

夕食

豆腐の中華風サラダ

① きゅうりは薄切りにする。トマトは粗切りにする。
② Aの調味料にねぎ・しょうがを入れて混ぜる。
③ サラダ菜をしき、角切りにした豆腐の上に①を盛りつけ、②をかける。

※粗みじん切りに切る。レタスはざく切りにする。
② 中華鍋に油を熱し、とき卵に塩を少し入れ（分量外）ざっと炒め、焼き豚、ねぎ、ご飯の順に入れて手早く混ぜる。
③ 塩・こしょうで味をつけ、さらにしょう油で味をととのえ、レタスも加えて手早く炒める。

アジとマグロの盛り合わせ

① アジは3枚におろし、塩をして30分ぐらいおく。
② ①をさっと水洗いし、水気を切って酢に10分ほど漬ける。
③ ②の小骨を毛抜きで抜き取り、皮をむいて背に鹿の子に包丁を入れ、食べやすい大きさに切る。
④ きゅうりは薄切りにして塩でもみ、水気を切る。
⑤ きゅうりの塩もみ、わかめ、青しそと、アジとマグロ刺身を形よく盛り、わさびをそえる。

なすといんげんの揚げ煮

① なすは半分に切り、表面に切りこみを入れる。いんげんは筋をとり4cmに切る。
② ねぎは縦に細く切り、水を加えた麺つゆに入れる。
③ ①を油で揚げ、揚げたてを②に入れ、冷ます。

とうがんのくず汁

① とうがんは皮をむき、一口大に切る。
② だし汁にとうがんを入れて煮て、弱火で4〜5分煮る。鶏ひき肉を加えて混ぜ、沸騰したらAの調味料を入れる。
③ 水とき片栗粉でとろみをつける。
④ 器に盛り、かいわれ菜を入れる。

●ご飯……茶碗1杯半（200g）

冬 1日のモデルメニュー
105ページの作り方

	メニュー	エネルギー(kcal)	たんぱく質(g)	脂質(g)
朝	ご飯	252	3.7	0.4
	大根とねぎのみそ汁	32	1.7	0.8
	イワシの丸干し 野菜炒め添え	111	11.9	5.8
	レンコンとこんにゃくの炒り煮	82	1.1	4.0
	果物	27	0.4	0.1
	朝食合計	504	18.8	11.1
昼	煮込みうどん	446	17.8	15.7
	さつまいもの甘煮	144	0.9	0.1
	牛乳	134	6.6	7.6
	昼食合計	724	25.3	23.4
夕	ご飯	336	5.0	0.6
	カレイの煮つけ	106	16.6	1.1
	しょうが風味和え	101	3.9	11.5
	みぞれ汁	39	5.1	0.1
	夕食合計	582	30.6	13.3
	1日合計	1810	74.0	47.8

旬の根茎類や魚を使って体のしんから暖まる料理を工夫しましょう。

材料（1人分）

●大根とねぎのみそ汁●
- 大根　　　　　　　　40g
- ねぎ　　　　　　　　10g
- みそ　　　　　　　　12g
- だし汁　　　　　　2/3カップ

●イワシの丸干し 野菜炒め添え●
- イワシの丸干し　　　1尾
- ほうれん草　　　　　50g
- もやし　　　　　　　50g
- 油小さじ　　　　　　1
- Ａ ┌塩・こしょう　　各少々
　　└酒　　　　　　小さじ1

●レンコンとこんにゃくの炒り煮●
- レンコン　　　　　　40g
- こんにゃく　　　　　40g
- 唐辛子　　　　　　　1/2本
- ごま油　　　　　　小さじ1
- Ａ ┌しょう油　　　小さじ1
　　├みりん　　　　小さじ1
　　└だし汁　　　　大さじ1

●煮込みうどん●
- うどん　　　　　　　1玉
- 白菜　　　　　　　　50g
- にんじん　　　　　　10g
- 干ししいたけ　　　　1枚
- 豚肉　　　　　　　　30g
- ねぎ　　　　　　　　10g
- だし汁　　　　　1と1/2カップ
- しょう油・みりん　各大さじ1
- 塩　　　　　　　　　少々
- 卵　　　　　　　　　1個

朝食

大根とねぎのみそ汁
① 大根はいちょうに切る。
② だし汁で大根を柔らかく煮る。
③ みそを溶き入れて、煮立つ直前に小口に切ったねぎを入れる。

イワシの丸干し 野菜炒め添え
① イワシを焼く。
② ほうれん草は4cm幅に切る。
③ フライパンに油を熱し、ほうれん草ともやしをさっと炒め、Ａの調味料で味をととのえる。

昼食

煮込みうどん
① 白菜は軸の部分を細く切り、葉

●ご飯…茶碗1杯（150g）
●ミカン……1個

レンコンとこんにゃくの炒り煮
① レンコンはイチョウに、こんにゃくは2cm角の薄切りにする。
② 鍋に①と唐辛子、胡麻油を入れて炒め、Ａの調味料を加えて、汁がなくなるまで煮る。

210

PART6　肝臓病の人の食生活

材料（1人分）

●さつまいもの甘煮●
さつまいも	80g
リンゴ	30g
砂糖	小さじ2
塩	少々

●カレイの煮つけ●
カレイ	1切れ
しょうが（薄切り）	少々
水	1/4カップ
A 砂糖	小さじ1
A しょう油	大さじ1/2
A 酒	小さじ2
生わかめ	10g

●しょうが風味和え●
キャベツ	70g
しょう油	少々
にんじん	10g
油揚げ	1/4枚
しょうが	少々
A 砂糖	小さじ1/2
A 酢	小さじ1
A しょう油	小さじ1

●みぞれ汁●
鶏のササミ	20g
片栗粉	少々
だし汁	2/3カップ
A 塩	小さじ1/5
A しょう油	少々
大根おろし	50g
細ねぎ（小口切り）	少々

も同様に切る。にんじんは短冊に切る。干ししいたけは戻してせん切りにする。豚肉も細く切る。ねぎは小口に切る。

② 鍋に油と豚肉を入れて炒め、にんじん、白菜の軸、しいたけ、白菜の葉の順に入れて炒め、さらにだし汁を加える。

③ 煮立ったらしょう油、みりん、塩を入れ、卵を落とし入れ、白身が固まったら卵だけ引き上げる。

④ ③にうどんを入れ、煮立ったら丼に盛り、卵とねぎを盛る。

夕食

● 牛乳……200cc

さつまいもの甘煮

① さつまいもは1.5cm幅に切る。リンゴはいちょう切りにする。

② さつまいもとリンゴを鍋に入れ、水を少し入れて火にかける。

③ ②が柔らかくなったら、砂糖と塩を入れ、味をととのえる。

カレイの煮つけ

① 鍋に水とAの調味料、しょうがを入れ、煮たてる。

② ①にカレイを入れ、紙蓋をして7〜8分煮る。

③ ②のカレイを取り出し、煮汁で生わかめをさっと煮る。

④ カレイとわかめを盛りつける。

しょうが風味和え

① キャベツはゆでて細く切り、しょう油少々をかけて細かく絞る。

② にんじんはせん切りにしてゆでる。油揚げは短冊切りにして熱湯を通し、水分を切る。

③ しょうがのみじん切りとAの調味料を混ぜる。

④ ①②を③で和える。

みぞれ汁

① 鶏のササミは削ぎ切りにする。

② だし汁にAの調味料を入れ、①に片栗粉をまぶして入れ、煮立ったら大根おろしを入れる。

③ 器に入れ、細ねぎをちらす。

● ご飯…茶碗1杯半（200g）

肝臓病の治療と食事療法

組み合わせ自由な 新レシピ付き

監修……栗原 毅
著者……成田和子
（PART5・6担当）
発行者……穂谷竹俊
印刷所……株式会社三光デジプロ
製本所……ナショナル製本協同組合
発行所 株式会社 日東書院本社
東京都新宿区新宿2-15-14
（〒）160-0022
☎ 03(5360)7522
振替 00180-0-705733

不許複製
検印廃止

落丁本・乱丁本は当社でお取り替えいたします。
Printed in Japan
ISBN978-4-528-01381-0 C2047